査読者が教える

看護研究論文の採用されるコツ30

高島 尚美　関東学院大学看護学部教授

総合医学社

まえがき

　この本を手にとったみなさんは，何らかの形で「看護研究」に取り組んでいる方でしょう．院内での看護研究に取り組む方ですか？　卒業論文をまとめなければならない大学生ですか？　これから2年か3年かけて修士論文に取り組む大学院生ですか？　学会発表まではできるような看護研究をしてきたけれども論文投稿をしたいと考えている方ですか？　忙しいなかで学会発表まではなんとかできたけれども，論文投稿となるとはハードルが高いと感じる方は多いと思います．または，なかなか論文が採択されなくて，辛い思いをされている方もいらっしゃるかもしれません．本書は，長らく編集委員や査読委員，倫理委員会委員や臨床ナースのみなさんや学部生，大学院生と研究をしてきた経験から，そのような方々の論文投稿を応援するために記述しました．

　論文が採択されるためには，結局のところ，リサーチクエスチョンの絞り込みから始まり，目的に応じた方法を選択した研究計画に基づいた研究が実施されていることが必須です．研究を料理に例えると，美味しい料理を食べるためには美味しい料理のためのレシピが必要です．臨床看護研究指導を行っていてとても残念なチームは，「すでにデータをとったのですが何とかならないでしょうか？」というパターンです．レシピなしに「患者さんの苦痛を軽減したい」と熱意と勢いで取り組んだ研究には限界があります．少しやり方がわかるだけでも，論文投稿には必須の倫理委員会も通りやすいですし，安心してデータ収集し，ワクワクしながらデータ分析をして論文としてまとめることができます．

　本書は多くの研究者層を想定しています．具体的な研究事例を引用しながらわかりやすく解説することを心がけました．これから研究をしたい方はChapter1 の，臨床でジレンマに感じたことからどのように研究疑問として研究計画書にたどり着くかという『論文を書くための準備の必要性』から読んでみてください．研究が終了して論文を執筆したい方は，Chapter2 は実

際に『論文を書く』ときの書き方のコツを集めましたので参考にしてみてください．そして投稿するときには，Chapter3の『論文を投稿し査読を受ける』を，遠回りでも論文クリティークをして自分の研究能力をつけたい方や査読で何が評価されているのかを知ることで論文作成の参考にしたい方はChapter4 の『査読者の目線で論文を推敲（クリティーク）してみよう』が参考になると思います．

　看護研究が対象とする現象は，細胞レベルから心理的現象，個人から集団そして地域までと，実に多様で複雑です．看護は支援を必要としている人に自分の身をもって即応していく実践であり，主体の意図が問われます．何が効果的で意図的な応答であるのか，悩みながら日々かかわり続けている自分を含めた看護職や学生はたくさんいます．エビデンスに基づいた看護実践を支える看護研究に取り組み，その成果を広く論文化する意欲に少しでも貢献できれば幸いに思います．

　この企画は総合医学社の看護研究の看護セミナーがベースになっています．学会で声をかけてくださった渡辺嘉之 社長とご支援くださった編集部の石塚享志さんに心からお礼申し上げます．

2017 年 1 月

高島　尚美

目 次

Chapter1　論文を書くための準備の必要性
- コツ①　自分が研究論文を書く意義とテーマを明確にする……………… 005
- コツ②　文献を探す……………………………………………………………… 007
- コツ③　書くことを意識しながら論文を批判的に読む……………………… 011
- コツ④　研究計画を立てる……………………………………………………… 015
- コツ⑤　研究計画のときから研究論文を書きはじめている意識をもつ… 020

Chapter2　論文を書く

●はじめに（緒言・Introduction）の書き方
- コツ⑥　研究背景を客観的に述べる…………………………………………… 026
- コツ⑦　リサーチクエスチョンの独自性,意義を先行研究の文献レビューから確認する… 028
- コツ⑧　研究目的に向かって論理展開する…………………………………… 030

●目的の書き方
- コツ⑨　目的を簡潔に具体的に書く…………………………………………… 031

●方法の書き方
- コツ⑩　再現性を意識して方法をわかりやすく説明する…………………… 032
- コツ⑪　研究デザイン,曝露や介入,対象選定・除外基準を明記する… 034
- コツ⑫　従属変数あるいは概念の定義とそれらを明らかにした方法を明記する… 036
- コツ⑬　統計学的解析方法を明記する………………………………………… 039
- コツ⑭　質的分析方法を明記する……………………………………………… 042
- コツ⑮　倫理的配慮を必ず記載する…………………………………………… 045

●結果の書き方
- コツ⑯　まず目的に向かって導かれた結果の表や図を考えてみる……… 048
- コツ⑰　一切の主観を排除して事実を客観的に,簡潔明瞭に書く……… 050
- コツ⑱　図表をみただけで説明がつくようにする…………………………… 052

●考察の書き方
- コツ⑲　考察全体を通じた論理一貫性を意識する…………………………… 055
- コツ⑳　結果の事実のみに基づいて議論する………………………………… 056
- コツ㉑　冗長さ,曖昧さを排除する…………………………………………… 058

● 結論の書き方
　コツ㉒　わかった事実をまとめる……………………………………… 060
　コツ㉓　研究限界を丁寧に示す………………………………………… 062
● 謝辞の書き方
　コツ㉔　謝辞と著者資格（Authership）の書き方 …………………… 064
● 要約の書き方
　コツ㉕　目的に対して重要な結果を必ず示す………………………… 065
● テーマの書き方
　コツ㉖　簡潔で必要にして十分な情報を示す………………………… 067
● 文献の書き方
　コツ㉗　文献の示し方…………………………………………………… 068

Chapter3　論文を投稿し査読を受ける
● 投稿から掲載まで
　コツ㉘　投稿規定に応じて完璧に体裁を整える……………………… 074
　コツ㉙　査読は論文の質をよくするためと心得てレスポンスする……… 076
　コツ㉚　リジェクトされても落ち込まない…………………………… 079

Chapter4　査読者の目線で論文を推敲（クリティーク）してみよう

索　引 ………………………………………………………………………… 095

コラム
　量的研究 VS 質的研究 …………………………………………………… 078

参考資料
　1　一般社団法人日本看護研究学会《投稿論文チェックリスト》………… 089
　2　公益社団法人日本看護科学学会《投稿論文チェックリスト》………… 090
　3　参考になる看護研究関連書籍一覧 …………………………………… 091
　4　主な看護系学会一覧 …………………………………………………… 093

Chapter 1
論文を書くための準備の必要性

みなさんの中には看護研究をして学会で発表したので，もう十分だと考えている方がいらっしゃるのではないでしょうか．一つの「研究」には，データとして提供してくださった研究参加者や施設の管理者の協力，そのための費用，そして多くの時間が費やされています．論文としてまとめて発表すれば，その論文は他の研究者の目に触れ，その研究の内容によって看護の質の向上につながります．また，ご自身の研究の評価にもつながります．

　評価というと，ネガティブな感覚をもつ人がいるかもしれません．しかし，評価とは，その研究が臨床に役立つために改善情報を得ることです．そのことによって発表者は，研究者として研究を活用してよりよい実践を目指す者として，さらに成長できることでしょう．

　最近よく耳にする EBN（Evidence Based Nursing）という言葉には，看護が現在ある最善の研究結果，臨床エキスパート，患者の好みを用い，与えられた資源の中で行う臨床判断のプロセス，という意味があります（図1）．効果的な臨床実践をするためには，現在ある最善の研究結果を相手に合わせて適用するプロセスが必要です．日々の観察や患者への専心から得られたテーマについてきちんと手続きを踏んだ研究は，たとえ大規模ではなくても，エビデンスとなります．

　患者へのケアの質を維持し上げていくためには，私たちが積み上げた知見を論文として発表することが，研究者の責任としても重要です．論文が採用されるためには，まず採用されるような「研究をする」という準備が大切です．そこで，論文が採用されるために，どのような手順を踏んで研究をすればよいか，そして，どのように論文を書き投稿にこぎつけるのか，そのコツを解説します．

EBN とは何か？

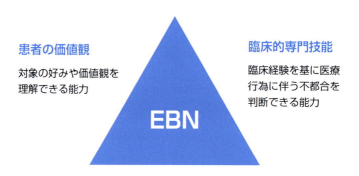

患者の価値観
対象の好みや価値観を
理解できる能力

臨床的専門技能
臨床経験を基に医療
行為に伴う不都合を
判断できる能力

科学的根拠
研究成果，信頼性を
見極め，適用を判断
できる能力

資源
コスト，人的資源

看護が現在ある最善の研究結果，臨床エキスパート，患者の好みを
用い，与えられた資源の中で行う臨床判断のプロセスである．

図1 EBN とは何か？
(Kessenich CR. Teaching nursing students evidence-based nursing. Nurse Educator 22(6)：25-9，1997 を参照して作成)

コツ①

自分が研究論文を書く意義とテーマを明確にする

　最近,「なんでこうなるの？！」と困った経験はありますか？ 腎不全で血液透析をしているのに塩分と水分をとりすぎて体重がたくさん増えた状態で入院してくる方,手術を受ければ癌が切除されて長生きできるのに「手術はしなくていいです．自分の寿命です」と言う方,「看護に疲れたからもう辞めたいです」と1年で辞めていく看護師,何度も起きてしまう医療事故,などなど日常の臨床では「困りごと」と感じることがたくさん起きています．

疑問やストレスの感覚が研究につながる

　実はみなさんがもつ,この疑問やジレンマの感覚が研究につながるのです．なぜ疑問やジレンマをもつのか？ 自分は淡々と仕事をこなしている人よりも愚痴や不満が多いのだろうか？ と自分を責める必要はありません．疑問をもつ人は「看護」という仕事に一生懸命なのです．チームをよりよくしたい,よりよいケアをしたいというご自分の看護に対する目標や信念と現状とのギャップがそうさせているのです．それを知的に解消していくための手段の一つに「研究」があります．

　なかには調べてみることや工夫や業務改善で解決できることもあ

るかもしれません．しかし，調べても解決できない課題や本気の業務改善は，みなさんの**研究疑問（リサーチクエスチョン）**になり得ます（**図2**）．そのことで，患者さんや看護師が救われることがあります．ご自分が取り組もうとしていることが，看護をよりよくするための価値があるということを意識して取り組む元気にしましょう．

　研究に取り組もうとするときには，独りでよりも同じジレンマを抱えるチームで取り組むことをお勧めします．また，取り組むときに大学の看護学教員など，その道の専門家に相談するのもよいです．実習施設なら指導教員にでも声をかけてみてください．

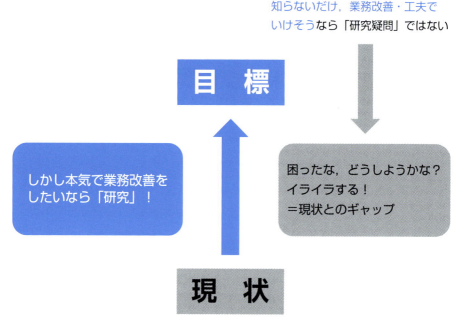

図2　自分の看護に対する目標や信念と現状とのギャップが研究疑問になる

コツ② 文献を探す

　文献とは，活字になったすべてのものですが，研究の場合は過去の研究を記したものです．研究は発表や論文化の過程で査読者の審査を経て信頼性が高まります．**看護・医学情報の種類**には，図3に示したようにさまざまなものがあります．インターネットの情報は，いつでもどこでも入手できて大変便利ですが，同じ情報を入手できない可能性もあり慎重に扱う必要があります．

　研究論文には，**原著**や**研究報告**，**実践報告**や**総説**などがあり，学会誌によってその論種が分かれています．原著で投稿したけれども独自性や意義のレベルが低くて研究報告での掲載になるなどの場合があります（図4）．

研究をしようと思ったら，まず文献探し

　研究をしようかな，と考えたら，まず文献を探しましょう．医療系では**「医学中央雑誌」**のWeb版がよく用いられます．「医中誌」と略されますが，看護・医学分野の学術雑誌論文をキーワードで検索できるデータベースです．英語版ですと**CINAHL**や**PubMed**が使われています．検索の箱にキーワードを入れます．例えば#1「胃癌」と入れると172,072件ヒットし，次に#2「看護」を入れると

646,101件，#1AND#2の履歴検索で#3が2,406，さらに#4「活動量」4,767件と#3をAND履歴検索すると4件という具合に絞れていきます．

　検索語は1行に1マス開けて入れると自動的にAND検索されますが，1行1語にしてAND検索することをお勧めします．履歴が残るのであとで検索語を変更するときなどに確認しやすいからです．優先度の高い検索語から検索して，#1と#2に☑を入れて履歴検索をクリックすると絞り込みができます．結果をみながらキーワードを足していきます．絞り込み検索で，論文の種類を原著のみに指定したり，年齢区分や研究方法を指定したりすることもできます．

　検索結果をみると「シソーラス用語　TH」という表示が出ます．これは関連語を一括検索してくれる用語です．例えば，がん，癌，悪性新生物をすべて含んだ用語は「腫瘍/TH」となります．検索もれが少なくなるので少し気にして検索してみましょう．

論文の種類

　検索できたら検索結果を吟味します．その際に「レビュー論文」や「総説」があったら，そのテーマ領域での研究が概観できるのでぜひ読んでみてください．役立つ論文は質のよい論文です．よい文献は新しくて研究として優れているものです．「原著」で学会誌（学会で出版しているもの）や信頼できる出版社から出ている論文が該当します．それらは査読を経て掲載されていますから，複数の研究者の**クリティーク**を基に質が高まっている論文です．学会誌によって多少異なりますが，論文の種類はおおよそ図4の通りです．

　「詳細表示」をクリックすると抄録がある論文は内容を読むことができます．Web版で論文の全文（フルテキスト）を入手できるものもありますが，図書館に申し込んで入手しなければならない場

合もあります．どの論文を入手すべきか，選ぶためのチェックポイントを**図5**に示しました．

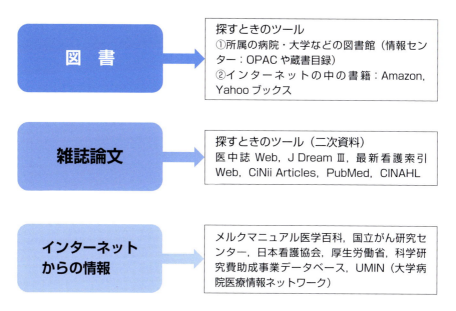

図3　看護・医学情報の種類

原著論文

- 新しい知見を含んだもので「オリジナル」ともよばれる.
- 十分な考察や,他研究者が追試できるような詳細さで「対象と研究」がまとめられている.
- 参考文献として,その研究に関する文献がリストされている.
- 厳しい審査(査読)を経て,学術的な質を満たしているものが掲載される.

研究報告

- 原著までは至らないが研究の意義はあり,その分野の発展によい影響があるもの.

実践報告

- 事例研究を含め,具体的な実践の成果を報告したもの.

資　料

- その研究分野における資料データを提供するもの.

総説論文

- あるテーマの最新研究動向を展望し,研究の現状,問題点,今後の動向などを示唆する論文.

会議録

- 約200〜300語程度の発表要旨.

図4　論文の種類

チェックポイント

- ☐ 自分のテーマに合っているか
- ☐ どんな雑誌か(学会誌,商業誌,紀要など)
- ☐ 論文の種類は何か(原著論文,総説論文など)
- ☐ 入手できるか(所蔵,電子ジャーナルの有無)
- ☐ 発行年は古くないか
- ☐ 著者はどんな人か(所属機関・部署)

図5　検索結果から読むべき論文を選ぶチェックポイント

コツ③

書くことを意識しながら論文を批判的に読む

　発表されている看護論文は英語文献も含めると膨大な数があります．私たちが使える時間は限られています．論文を探して読むときには，自分がなぜその論文を読むのかを明確にしましょう．関心があれば楽しく読み込むことができます．

クリティーク力を高めるには

　研究とは「新しい知見を得ること」です．ですから，自分のテーマに関してどのような先行研究があるか，徹底的にWebによる文献検索を行う必要があります．**リサーチクエスチョン**として吟味するプロセスでは，自分の研究に必要な情報が何かを次第に絞り込むことになります．役立ちそうな論文を入手したら，批判的に読んでみましょう．**クリティーク**という語が使われますが，**批判的吟味**とは，間違い探しではありません．「論文に書かれていることを正しく読み解き，その意義や価値を判断すること」です．研究として間違いが結果に与える影響の大きさを知ることができれば，正しくその研究の意義を判断できます．

　採用される論文を書く最も重要なコツは，他者の論文を理解し，批判的に読めるようになることだと言われます．回り道のようでも，

一つの論文を前にしたら，次のような問いを立てながら批判的吟味をしてみましょう．少し長くなりますが，クリティーク力は研究能力と関連します．具体的な読み方として記載しましたので参考にしてみてください．

論文の読み方

論文の読み方ですが，「はじめに」から全文を読もうとしなくてもよいです．タイトルと要旨から自分が必要としている内容が含まれているかを判断します．適切な要旨には，この研究の新しい知見は何か，自分のテーマに関連してどのような意味があるのか，自分の患者や家族，地域やチームに活用できそうかを判断できる情報が含まれています．

PECO（ペコ）あるいは PICO（ピコ）を意識して読んでみるとわかりやすいと思います．PECO は以下のような頭文字をとった略称です．PI（Intervention）CO は介入研究の場合です．介入とは，通常の診療を超えた医療行為を研究として実施することです．例えば，リラクセーションや早期離床，アロマセラピーの介入効果を評価する場合などです．

> P（Patient）：どのような患者に，誰のために
> E（Exposure）：何をすると，曝露
> 〔I（Intervention）どのような介入をすると〕
> C（Comparison）：何と比べて
> O（Outcome）：どのような結果を得られたのか

「方法」に，P として誰を対象にデータが集められたのか，選択基準や除外基準が記載されているかをみてみましょう．そして E

やI(研究方法によって異なります)を確認します．この研究は何を曝露あるいは介入したのか？ Cは曝露や介入のない比較された対象(対照群と言います)は何か？ **研究デザイン**によっては対照群がないこともありますが，対照群があることで効果の判定が確実になります．

それらを確認することで，結果がどの程度一般化できるかがわかります．何人のデータをとれば適切かということは気になるところです．統計用語では，研究における対象は**サンプル（標本）**と言います．その標本の母体となる集団を**母集団**と言います．標本の大きさをサンプルサイズと言いますが，統計学的に検定を行う場合には必要とされる数が集められているかが問題となります．フリーソフトのG^*Powerなどが活用できます．

調査や測定方法の基本的分析が行われたなら，その**手順**や**構造**，**妥当性と信頼性の検証**を確認しましょう．

「結果」では，Outcome（O）を確認します．どのような結果を得ているか，主な知見が表やグラフで示され文章で説明されているかを確認します．そして，「はじめに」での問題提起から導かれた目的が「結果」で達成されているかを確認します．筆者が誤った解釈をしていることもありますから，自分で判断してみましょう．

「はじめに（緒言とも言います）」には研究の背景が記載され，なぜその研究が行われたか，関連する先行研究がレビューされています．そして，確認すべき**リサーチクエスチョン**として，研究目的が簡潔に示されているはずです．もし，理解しにくかったら，目的が明確ではないと言えるでしょう．

「考察」では，研究の意義について筆者の解釈が述べられています．知見に意義があると解釈されるのか，自分の意見を表現してみましょう．

まずは，研究論文のPE（I）COを読んで何が書かれているかを理解しましょう．「何を明らかにするために，誰を対象として，何をみて，どのような結果を得たのか」が説明できればその論文を読

んで理解できたことになります.クリティーク(批判的吟味)は,チームで行うことで互いの批判力が高まり,もしそれが研究チームであるならば,意義ある研究実践につながります.Chapter4に論文クリティークのチェックポイントをあげてみましたので参考にしてみてください.

選んだ論文は,Excelでマトリックス(表1)にして整理しておくとあとで便利です.著者,目的,方法,結果,考察と自分のコメントを備考に記述しておくとよいでしょう.Key Word欄を使ってソートをするなども整理に役立ちます.

表1 マトリックスの例

No	Key Word	文献名	著者	雑誌	年	目的	デザイン	方法	結果	考察・結論	コメント
1	術前	心臓手術を受ける患者の手術決断の理由に関する研究	山田巧	国立看護大学校紀要	2002	心臓手術を受ける患者の手術決断を明らかにする	質的記述的デザイン	24名 半構造化面接法	24名 65.2歳 CABG15 VR7 決断理由①病状悪化の回避,②手術への期待,③社会的役割認知,④手術の必要性の認知,⑤家族の支持,⑥医師への信頼,⑦手術の成功体験者の存在,⑧諦観	ヘルスプロテクション(pender)病的ストレスから積極的に身を守りあるいは症状のない段階で健康問題を発見することにより健康問題を体験する可能性を低くすることを目指しマイナスの状態を回避する努力に焦点がおかれる	考察が保健行動的に参考になる
2											
3											

コツ④

研究計画を立てる

よい研究は美味しい料理と同じ

　よい研究は，よく美味しい料理に例えられます（**図6**）．美味しい料理は計画的に作られます．おふくろの味は勘やコツが有効なこともありますが，再現するためには，そのプロセスが示される必要があります．レシピと同様に**研究デザイン**を明確にします．

　豊かな土地や漁場（よいフィールド）から，よい食材（よいデータ）が収集され，調理（データ処理）がなされ，よい味付け（解析）がされ，素敵な盛り付け（執筆）がされます．研究には時間もお金も参加者の協力も必要ですから準備が必須です．いくらみた目がよくても，食べてみてがっかり，ということがないように，研究計画を立ててから実施しましょう．

研究デザインの分類

　看護研究における研究デザインは医学研究よりも幅が広いので，私はD.ディアーを参考にして**表2**にあるような研究デザインを意識しています．

　研究デザインの分類によって，それぞれのデザインによる着眼点

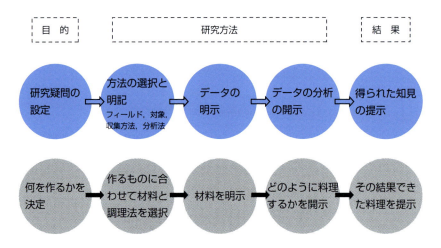

図6 科学的研究と料理過程の類似性

(西條剛央. 研究以前のモンダイ 看護研究で迷わないための超入門講座. 医学書院, 2009. を参照して作成)

表2 研究デザイン

探究の レベル	問いの種類	研究計画	研究デザイン		
1	これは何か？ ・現象に概念が与えられる，分類される	因子探索	質的 研究	質的記述研究	事例，グラウンデッド・セオリー，現象学，エスノグラフィー
2	何が起こっているのか？ ・因子は明確で関係を量的に探る	関係探索	量的 研究	量的記述研究	実態調査
					疫学的研究
3	関係があるだろうか？ ・予測される関係（仮説）を量的に検証する	関連検証		仮説検証型	調査研究
4	原因となっているだろうか？ ・人為的に操作を加えて仮説を検証する	因果仮説検証		因果関係検証型	実験研究 介入研究
					評価研究

が理解できます．何を明らかにしようとしたのか，そのテーマに関連した研究状況などが明らかになります．まず，現象が何であるのかよくわかっていないレベル1では，「**因子探索研究**」が適してい

ます．これっていったい何だろう？と聞き取りや参加観察法によってデータ収集をし，現象に説明できるような概念を与えて明確にしていきます．例えば，ICU 入室患者のストレス経験など，患者にしかわからない世界に関してリアリティをもって描き出そうとするような研究です．次の探究レベル 2 に，因子と因子の関係を明らかにする**「関係探索研究」**があります．ICU 入室患者のストレス経験と年齢や重症度や緊急手術や痛みなど，どのような因子が関連しているかを調べます．すでに因子が判明して測定できる必要があり仮説を確かめる量的研究となります．次のレベル 3 は，例えば，ICU 入室患者のストレス経験に関連している因子をさらに明確にするために，鎮痛剤投与方法を意図的に比較するなどして確認する**「関連検証研究」**です．もしこのようであれば，どうなるか？という仮説を検証します．そして，探究レベル 4 では，例えば，ICU ストレス経験が軽くなるための疼痛軽減の介入をするなどの**「因果仮説検証研究」**があります．もしこうすればどうなるか，という原因を操作する介入をして，たしかに鎮痛介入によってストレス経験が軽くなるということを確認します．探究レベル 3 の研究をするためには，レベル 1 と 2 の研究を経て特定の因子や関連する因子がわかっている必要があります．まだ誰もその現象を調べていないのであれば（先行研究がない），まず質的に概念を導き出す必要があります．

また，ガイドラインで使用される**エビデンス**とは根拠を意味し，エビデンスレベルというのはその根拠の信頼度です．EBN（M）を実施する際の論文の質の評価をするうえで必要な研究デザインの知識です．**表 3** にエビデンスレベルを示しました．

最もエビデンスレベルが高い「システマティックレビュー / メタアナリシス」とは，治療，原因，診断，予後を重視した医学文献の科学的根拠を概観することです．イギリスのコクランライブラリは，保健医療関連の研究結果に関するシステマティックレビューの電子図書館です．批判的レビューがシステマティックになされ,あるテー

表3 エビデンスのレベルと研究デザイン

レベル	分類	比較	ランダム割り付け	研究デザイン例
Ia	システマティックレビュー／メタアナリシス	○	○	複数のRCT研究
Ib	1つ以上のRCT	○	○	RCT
IIa	1つ以上のCCT	○	△	CCT
IIb	少なくとも1つのよくデザインされた準実験的研究	○	×	コホート研究 ケースコントロール研究
III	比較試験や相関研究，ケースコントロール研究など，よくデザインされた非実験的記述的研究	×	×	ケースシリーズ研究 症例報告
IV	専門委員会や権威者の意見	×	×	総説など

AHCPR（米国医療政策研究局［現：AHRQ］）による

RCT：ランダム化比較試験（randomized controlled trial）は，評価のバイアス（偏り）を避け，客観的に治療効果を評価することを目的とした研究試験の方法です．EBMにおいて，このランダム化比較試験を複数集め解析したメタアナリシスに次ぐ，根拠の質の高い研究手法です．介入による改善度に関する主観的評価を避けるためのエンドポイント（評価項目）を設定します．効果を計測するために，治療や介入をしていない群を設け，二重盲検法によって研究者がどちらが治療群かわからないようにし，治療群と対象群をランダムに割り当てるといった手法をとります．
CCT：準ランダム化比較試験（controlled clinical trial）は，RCTのランダム化に準じた方法です．対象者の属性の統制が十分にできない分，バイアスが入りやすいためエビデンスレベルが低くなります．
準実験研究：準実験研究は，ランダム化割り付けをしていない，または対照群のない研究です．
ケースコントロール研究：ケースコントロール研究は，患者群と対照群に分けて，患者の特徴や介入の有無での違いなどを比較する研究です．
非実験的記述的研究：非実験的記述的研究は，観察研究のことで比較をしていない研究です．1例や比較的少数の症例を集めて記述した症例報告や，同じ状態の症例の集積であるケースシリーズ研究もあります．

マのエビデンスが確認できます．

　看護では「**ランダム化比較試験**」（randomized controlled trial：以下RCTと略す）は倫理的課題もあって実施しにくのですが，介入効果を検証する場合には有効なデザインです．「**コホート研究**」とは，特定の集団を継時的に検討するものです．時間という枠でみて，一時点で収集する横断的デザインや長期に渡って収集する縦断

的デザインという見方や原因，影響因子を過去へさかのぼる「**後ろ向き（retrospective）研究**」や前に向かう「**前向き（prospective）研究**」や，何らかの介入を入れた「**前後比較研究**」という言い方もあります．

　また，研究者と臨床看護師が協働して現場の問題解決を図るアクションプランを立案して研究する「**アクションリサーチ**」という方法もあります．これは現場の改善に役立ちます．さらに2015年に学際的な日本混合研究法学会が設立されました．「**混合研究法**」は，「現代において社会的実践がもつ現象や問題は複雑です．定量的研究と定性的研究の両者の強みを合わせもつ混合研究法の使用は，この複雑性に対し単一の手法ではすくいきれない知見の獲得を可能にします．（日本混合研究法学会ホームページより）」とされ論文数も増えてきており新しい手法です．

　看護の対象は人です．その看護事例を研究的に深くじっくり特徴を探索する，質的にその世界を描き出す，ことも実践知をエビデンスとして得るには重要です．研究デザインが自分のリサーチクエスチョンを明確にするためには有効かどうかを吟味しながら選択していきたいですね．

コツ⑤

研究計画のときから研究論文を書きはじめている意識をもつ

研究計画は美味しい料理のレシピのように重要ですから，計画の段階で論文の一部を書きはじめていることになります．人を対象にする研究では，倫理委員会の審査を受ける必要があります．その際に研究計画書が必須となりますが，倫理委員会では，研究の倫理性とそもそも意義のある研究か否かの科学性が検討され審査結果として返却されます．文献検索を行って，適切な研究デザイン，研究目的に基づいた研究方法となっているか，検討できるチャンスですから，怖がらずに取り組みましょう．そのプロセスはすべて論文の一部となり，論文執筆の際に結局は効率的です．

研究疑問（リサーチクエスチョン）を書き出してみる

研究をはじめるときには，まず**研究疑問（リサーチクエスチョン）**を書き出してみましょう．例えば，透析患者はなぜ食事制限を守れないのか？ 新人看護師はなぜ1年しないうちに辞めてしまうのか？ などですが，臨床のみなさんは日ごろの現場での困りごと，学生や大学院生は関心があって解決してみたいこと，解決することで看護の質が上がりそうなこと，そして，大切なことはなるべく加重な負担なく取り組めそうなことが実現可能で適切なテーマとなり

ます．テーマは漠然としていないか，抽象的で読む人が何を研究したのかがわかるかを意識して絞り込みます．PECOで言うと，誰を対象に，何をみて，何を成果としたのか，がわかるような表現にします．例えば，「ICU入室患者の苦痛」や「胃癌患者の活動実態」では漠然として抽象的ですが，「12時間以上人工呼吸器管理を受けたICU入室患者のストレス経験」や「胃癌胃切除周術期2ヵ月までの患者の身体的活動量と関連因子」だと，誰を対象に，何を明らかにしたのかが具体的にわかります．

Chapter 2
論文を書く

さあ，研究を実施して，学会発表をし，いよいよ実際に論文を書くという段階になりました．みなさんの研究は，他の施設の多くの看護師が共有し実践に活用されることで真の価値が出ます．学会発表のための抄録は400〜800字くらいしか記述できません．みなさんの患者さんの苦痛を軽減したい，看護の質を上げたいという思いは論文化されることでより具現化できます．学会誌に投稿して査読をしてもらい，掲載されるように頑張りましょう．論文が採用されるということは誰にとっても簡単なことではありません．誰か投稿して掲載された経験のある人や論文を書き慣れた人に手伝ってもらいましょう．あらかじめ研究チームに参加してもらうというのも有効なリソース活用です．

　論文を書くと決めたら，投稿する学会を決めるのも近道です．看護系学会はたくさんあります．関心のある学会の会員になるためには，まず申し込みをして学会費を支払う必要があります．自分の研究テーマを投稿するのに適した学会を探しましょう．研究計画で文献検討をした論文が掲載されていたような学会が適切かと考えます．商業誌に投稿する際は，費用負担はありませんが，査読を受ける場合もあります．

　論文の一般的なスタイルは，研究計画のところでも述べましたが，
・テーマ（タイトル）やランニングタイトル（タイトルの短縮版），著者，所属，連絡先
・要旨，はじめに（緒言），研究目的，研究方法，結果，考察，結論，謝辞，文献です．

　論文を書く順番はもちろん自由ですが，私は，①表や図（関連図）を作成する⇒②結果を書く⇒③考察を書く⇒④方法を書く⇒⑤緒言を点検して修正する⇒⑥要約を書く⇒⑦タイトルを確認する，という順番をお勧めします．方法や緒言は研究計画があれば記載されていますが，結果との整合性を見直していくという感じです．

　以下は，見やすいように論文の記載順に書き方の留意点を述べていきます．書き方の例示をしていますので参考にしてください．

コツ⑥ はじめに（緒言・Introduction）の書き方

研究背景を客観的に述べる

　研究の必要性や意義を文献や理論を用いて論証します．査読者や編集者は必ずしも専門家ではない場合もあります．雑誌によっては，医師などの他職種が査読者になることもあります．投稿する雑誌の読者を描きながら，「何をやる研究なのか」「なぜやる必要があるのか」を記述します．自分が書いた論文を理解してもらうために必要な情報やエビデンスです．

「はじめに（緒言）」の記載例

Ⅰ．緒　言

　胃癌胃切除周術期患者は，幽門側胃切除術ＢⅠ法の6割が食事量の減少，7割が体重減少を経験し，ダンピング症候群は20〜30％で発生し，食道への逆流現象も3割に発生すると言われている．多くの術後患者が食事に関するストレスを抱え，さらに食欲がなく食事摂取量が減少した患者や消化器症状が強い患者は精神的健康やHealth Related-Quality of Life（以下HR-QOLと略す）が低下する場合も指摘されている．我々の先行調査において，胃癌術後患者の6割は退院が早すぎると

評価をしており，術後2ヵ月でHR-QOLは国民標準値に接近するものの，約半数が身体的HR-QOLの低下，倦怠感や社会活動への不安を抱えていることが判明した．我が国における文献検討でも，術後長期を経ても食事や術後愁訴があり，不安や戸惑いは摂取量を減少させ，体重減少や体力低下を惹起していることが示されている．胃癌術後患者においては，食事摂取状況や症状などの身体状況のみならず，不安やうつ症状などの精神・心理状態や社会性を含めた全人的かつ主観的な生活の質としてのQOL評価が必要である．そして，胃癌胃切除周術期患者に対する，総合的かつ継続的で必要に応じた支援が必要とされていると考える．（文献省略）

＊例文はすべて，高島尚美，中田浩二，渡邊知映，他．胃癌胃切除周術期2ヵ月までの患者の身体活動量と関連因子．東京慈恵会医科大学雑誌 2014；129（1）：1-9 より引用

コツ⑦　はじめに（緒言・Introduction）の書き方

> # リサーチクエスチョンの独自性，意義を先行研究の文献レビューから確認する

　研究意義は，新しい知見にありますから，先行研究の文献検討結果を簡潔に記載します．「先行研究をレビューした結果，本テーマに関連した研究は皆無である」あるいは「このテーマに関し○○は明らかにされているが，○○という観点から明らかにする必要がある」などの表現で独自性をアピールしましょう．

　私たちの研究の重要性は，専門職として社会に，例えば，患者の健康の質や医療サービスの向上，安寧な死などに帰結します．「本研究を実施することで○○が明らかになることで○○を高めることは重要である」など，今，なぜこの研究が必要なのかその意義を主張しましょう．

「はじめに（緒言）」の記載例（続き）

　我が国では在院日数が短縮されてきた現在，手術・麻酔に伴う生体侵襲からの身体的回復が終了した時点で退院となり，術前の心理的準備や術後のセルフケア不足，特に高齢者への介入がこれまで以上の課題であることが認識されている．患者の退院後の社会生活復帰を視野に入れ身体活動を含めてセルフケア

を確立し，HR-QOL を高めるための支援は重要である．しかし，我が国の胃癌術後患者に対して積極的に運動療法を勧めるには至っておらず，まず，身体活動量の変動の実態そのものが十分に明らかにされていない．（文献省略）

コツ⑧ はじめに（緒言・Introduction）の書き方

研究目的に向かって論理展開する

　簡潔に述べることを心がけましょう．長い文章もよくみかけますが，論文として重要なのは，結果に尽きます．むしろすっきりと段落同士の関連がつかめる文章が査読者には気に入られます．

　用いる文献ですが，考察で使う論文を使ってもよいです．背景として「はじめに（緒言）」で使用して，さらに考察で結果の解釈として使用しても構いません．結果がよく理解できなくても緒言や考察を読むと筆者の考えが伝わることもあります．なぜこの研究をしようと考えたのか，意義や目的を考えながら論理展開しましょう．書き慣れないうちは文章力で悩むところですが，コツとしては「なるべく短いセンテンスにする」「主語と述語を明確にする」「接続詞を正しく使う」があります．

記載例

「○○にはこのような実態があり問題である．ここまでは明らかになっている．しかし，○○は明らかになっていない．その○○を明らかにすることでより有効な支援が検討できると考えられる．したがって，○○を明らかにする」

コツ⑨　目的の書き方

目的を簡潔に具体的に書く

　テーマと目的は研究論文にとって一番大切です．料理に例えれば美味しい料理のレシピの方向性を明確にします．誰を対象に，何を明らかにするのかを簡潔に具体的に述べましょう．「〜を明らかにする」「〜の効果を検証する」など短くてよいです．例えば，「本研究の目的は，12時間以上人工呼吸器管理を受けている患者のストレス経験を明らかにすることである」などです．

　実際に研究疑問を書いたら，それを目的としてさらに具体的にしてみましょう．研究で明らかにしたデータから，例えば，ケア方法を検討したいのであれば，「本研究の目的は，12時間以上人工呼吸器管理を受けている患者のストレス経験を明らかにし，ケア方法を検討することである」となります．

目的の記載例
　そこで本研究では，術後2ヵ月までの胃癌胃切除周術期患者の身体活動量の実態とその関連因子を明らかにすることで，胃癌胃切除周術期患者に必要な支援を検討することを目的とした．

コツ⑩　方法の書き方

再現性を意識して方法をわかりやすく説明する

　図表を選択し結果を記載してから，それらがどのようにして明らかにされたのか，方法を記載（計画書に記載された内容の見直し）していきます．図表としての重要な結果と方法の整合性もチェックしやすくなります．また，以下の5W1Hを意識して記載するとうまくいきます．何かを測定する場合，なぜその枠組みを用いたのかは重要で，査読で質問も出るところです．その選択理由を論理的に記載しましょう．

Who（誰が測定したのか？）⇒「ICUで本調査の聞き取りについて訓練を受けた看護師が」

What（何を測定したのか？）⇒「信頼性妥当性が検証されたICUストレス経験尺度とそれに関連する項目」

When（いつ測定したのか？）⇒ 研究デザインによって時期は異なります．例えば，「リアルな経験に関するデータを収

集するためにICU退室が決定してから入室中に収集した」

Where（どこで測定したのか？）⇒心理的な影響を受けやすい場合はプライバシーが守られる個室で，となります．「ベッド間の距離があるICUのベッドサイドで」

Why（なぜそれを測定したのか？）⇒「ICUにおけるストレス経験を記憶の有無を含めて明らかにすることができる唯一の尺度であるから」

How（どのようにして何を基準に測定したのか）⇒回答をどのように配点したのか？ 質問肢は，項目をどのように聞いたのか？ 何をもって高い，低いとしたのか？ を記載します．
「合計点が高いほどストレス経験が強いと判定した」

　尺度を用いた場合は，信頼性（クロンバック α 係数など）を確認しておきます．例えば，「ICU Stressful Experiences Questionnaire（ICU-SEQ）の原作者であるRotondi A.J.氏から使用許諾を得て日本語に翻訳，逆翻訳をし，妥当性を確認したのちに使用した．尺度の記述統計は合計点が高いほどストレス経験が強いとした．本研究における尺度のクロンバック α 係数は0.85であった」などです．

コツ⑪　方法の書き方

研究デザイン，曝露や介入，対象選定・除外基準を明記する

　研究で用いた**研究デザイン**を明示します．看護研究の扱うテーマの範囲は幅広く，看護研究デザインや臨床研究デザインなどさまざまですのでChapter1の**表2**（16頁）を参考にしてください．査読者はこの記載によって，研究全体の方向性が判断できるので読みやすくなります．対象者の選択（P）は，選択基準を具体的に記載します．例えば，「ICUに入室し12時間以上人工呼吸器管理を受けた患者」「20歳以上」などです．「糖尿病患者」ではわかりにくいですが，「HbA1C＞6.5％」だと対象者が明確に伝わります．また，除外基準として「せん妄がある人」や「認知障害がある人」の場合は，誰がどのようにして客観的判断をしたのか，を明確にする必要があります．

研究デザインの記載例

Ⅱ．研究方法

1. 研究デザイン：関係探索型
2. 対象者：胃癌胃切除周術期にあり，本研究に同意が得られた患者．20歳未満，医師の判断で認知症および精神障害

がある患者は除外した．
3. 方法：外来において同意を取得できた対象に対し，術前の外来日から術後約2ヵ月まで，連日の活動量計装着と生活日誌記入を依頼した．また，入院時，退院時，外来受診時の術後1ヵ月後と2ヵ月後に以下に示すすべての調査を実施した．

コツ⑫　方法の書き方

従属変数あるいは概念の定義とそれらを明らかにした方法を明記する

従属変数とは，研究で測定した目的となる項目のことです．**調査研究**では，操作的定義として研究での定義と選択理由を，**質的研究**では扱う概念として明示します．例えば，「用語の操作的定義　ストレス経験：個人がストレッサーに対して身体的，心理的に負担と感じる主観的反応」などです．

　その概念が，目的や方法と整合性があり，結果に反映されているかを確認しましょう．質問紙の場合は，その変数が妥当性と信頼性をもっていることを引用文献で示します．自分で開発したものであれば開発プロセスを明示します．自作質問紙は現状調査に用いられることが多いですが，質問紙の選択理由やその妥当性の解釈が問題にされることがありますので，まず説明できるように計画を立てることが必要です．

データ収集方法を点検する

　データ収集方法は，どのような調査方法を用いたのか，測定した指標は研究テーマに含まれる概念に対応しているか（妥当性），その指標の測定値は信頼できるのか（信頼性）を点検しましょう．例えば，何かと何かの因子の関連を検討したいのにそれらの因子が扱

われていない場合などは致命的な計画上のミスになります．計画の段階で「概念枠組み」を記載して説明が可能かを点検してみましょう．

質的研究では，用いた**面接法**や**インタビューガイド**を記載します．面接法には，前もって用意された質問項目に沿って行う**構造化面接法**（量的アプローチでも用いられます），およそ構成されたインタビューガイドで質問するが，参加者の言動によって順序を変更したり発展させたりできる**半構造化面接法**，まったく構成せずに一般的な質問を行う**非構造化面接法**があります．また，研修参加者の相互作用を利用するグループ面接であるフォーカスグループや自然な現象を観察する**参加観察法**（観察者の入り方で非参加観察や参加観察など）もあります．

インタビューガイドは概念の定義で示してある内容を聞いているか，整合性を点検しましょう．例えば，ある患者の感情，考え，対処を明らかにする目的であれば，それらがインタビューガイドで構成されている必要があります．どの研究対象に対してどのような方法を用いることが自分のテーマにとって適切かを検討します．

調査内容の記載例

4．調査内容

1）身体活動量：活動量計（オムロン活動量計　Active Style Pro®）を起床時から就寝時まで装着してもらった．本活動量計は，3次元加速度センサーを活用し，歩行による活動強度である歩行強度だけでなく，中度から低度の生活活動における活動量を生活活動強度として測定することができ，常に1％未満の変動係数を示し妥当性が良好であると報告されている[1]．活動強度は，身体活動（METs）に時間をかけたExercise（以下Exと略す）量として算出される．

本研究では，歩行 Ex/day ＋生活活動 Ex/day ＝合計 Ex/day とし，合計 Ex/day を身体活動量とした．身体活動量値は，術前は術前装着日数に応じた平均値を，術後3日間は3日間平均値を，退院時は退院日前2日間平均値を，術後1ヵ月および術後2ヵ月は，術後4週目および8週目1週間の平均値を算出した．

2) 属性：年齢，性別，職業，術式（再建法），病期，入院期間，合併症，術後補助療法，併存疾患

3) 身体的情報：体重，体脂肪率，筋肉量，握力はオムロン体重体組成計を用いて研究者が直接測定した．検査データ（Alb, Hb）は診療録から収集した．

4) 生活状況（生活日誌の自己記入）：睡眠時間は実時間を，食事摂取量は病気がわかる前との割合を，症状（痛み，食後胃もたれ，食後膨満感，つかえ感，吐き気，便秘，下痢），活動意欲と活動への自信と食欲は，4を「もっともある」から0を「ない」としたリッカート方式で自記による情報収集とした．また，倦怠感は，Visual analogue scale 100 mm（以下 VAS と略す）で情報収集した．

5) 不安抑うつ尺度（Hospital Anxiety and Depression Scale：以下 HADS と略す）：HADS は，信頼性妥当性が確立された尺度であり，本調査におけるクロンバック α 係数は 0.88 ～ 0.76 であり，不安と抑うつそれぞれについて得点が 8 ～ 10 点を疑診，11 ～ 20 点を確認として扱った．

6) HR-QOL 尺度：SF8 を用いた．SF8 は信頼性，妥当性をもつ尺度であり，SF8 は SF36 の抜粋版で簡潔な検査であり 8 下位尺度から構成されている．本調査における本尺度のクロンバック α 係数は 0.80 であった．

コツ⑬　方法の書き方

統計学的解析方法を明記する

統計学的解析の基本的知識として，データの尺度を理解していることが必要です．

- **名義尺度**は，属性で分類されたデータです．例えば，男女や疾患，経験した診療科などのカテゴリカルデータです．
- **順序尺度**は，「非常にあてはまる5」「ややあてはまる4」「どちらとも言えない3」「ややあてはまらない2」「まったくあてはまらない1」といったカテゴリー（リッカートとも言います）によって回答されたデータです．
- **間隔尺度**は，温度や年齢などで，比率尺度は0をもち，時間，長さや重さなどです．

統計はとにかくやってみることが大事

この知識は，ExcelやSPSSなどの**統計ソフト**に入力し分析する際に必要な知識です．「統計は全然わからない」と最初は不安にもなりますが「とにかくやってみること」でしかその不安を解消できません．逆に言えば誰にもできない，という最初がありやってみた結果，できるようになった人が多いということです．おそれず基本的で大切な平均や分散，標準偏差や中央値や割合などの記述統計か

ら実施してみましょう．

　統計学的解析では**「検定」**が用いられます．これは標本から母集団を推測しています．ある条件をつけた仮説（帰無仮説）を立て，自分のデータがその帰無仮説に合致するのかを検定して調べます．合致する確率（有意確率 probability：p）が小さいときに帰無仮説を棄却して対立仮説を採択するという手順がとられています．

　例えば，「ICU 入室患者のストレス経験は既往歴（これまでの病気経験）がある人のほうが高くない」という帰無仮説を立てます．検定して有意水準（主に5％や1％が用いられます．偶然で起きる確率が5％未満である⇒だから偶然には起きないだろうから本当に差があるだろう，ということになります）が5％未満の，$p = 0.02$ であれば帰無仮説は棄却されて「ICU 入室患者のストレス経験は病気をした経験がある人のほうが高いとは言えない⇒つまり既往歴がある人のほうが低い」ということが言えます．逆に $p > 0.05$ であれば差があるとは言えないということになります．

　混乱しがちですが，統計ソフトによって算出できますので，心配しないでください．ただ看護論文でよくみかける統計学的検定の誤りに，数字の性質を無視したものがあります．統計学的検定は**パラメトリック検定**（正規分布に従うデータなので平均と分散で検定する）と**ノンパラメトリック検定**（母集団が正規分布に従わないので中央値や四分位数を使う）があります．正規性の検定は，シャピロ・ウィルク検定がよく用いられます．また，2群あるいは3群，数値に対応があるかないかでも検定の種類は分かれます．**表4**に差の検定の一覧を示しました．投稿論文で検定手法が誤っていると分析のやり直しを要求されますので注意しておきたい点です．詳細は統計学的な書籍を参照してください．

分析の記載例

5. 分析

　統計学的分析はノンパラメトリック検定を用いた．身体活動量および％体重，％体脂肪率，％筋肉量および SF8，HADS の術前から術後各時期間の比較はウィルコクソンの符号付順位検定を用いた．身体活動量と属性（性別，年齢群，術式，併存疾患の有無，合併症の有無，運動習慣の有無など）の比較はマンホイットニーの検定を，身体活動量の経時的変化と食事摂取量，食欲，睡眠時間，症状，％体重，％筋肉量や検査データ（Alb，Hb）活動への意思と自信や SF8 と HADS などの相関は Spearman ρ を算出した．統計ソフトは，IBM SPSS statistics20.0 を用い，$p < 0.05$ を有意とした．

表4　差の検定

	平均の差 パラメトリック検定	中央値の差 ノンパラメトリック検定
対応のある2変数の差	対応のある t 検定	ウィルコクソンの検定
2標本の差	t 検定	マンホイットニーの検定
対応のある3変数以上の差	反復測定による分散分析	フリードマン検定
3標本以上の差	一元配置分散分析 多重比較法 二元配置分散分析	クラスカルワリス検定 多重比較法

コツ⑭　方法の書き方

質的分析方法を明記する

　質的分析方法ではどのようにして概念化をしたのか，その手順を明確に示します．大学院生がよく質的研究に取り組んでいますが，理論的パースペクティブ（研究する際の立場や見方を示す観点や視点）によって方法論が異なります．

さまざまな質的研究方法

　現象学や文化人類学的（エスノグラフィー），グラウンデッド・セオリー・アプローチなど，テーマや現象によって使い分けることも必要であることを知識としてもっておくのもよいと思います．論文で多くみかける質的記述は，強い理論的根拠をもちませんが現象をありのままに説明しようとする立場です．

　データを部分に縮約しコード化し，それらが共通点，相違点ごとにいくつか集まってサブカテゴリー化し，さらにいくつか集まってカテゴリーとなります．これらを「帰納的」分析と言います．帰納的とは，テーマに向かって分析されたカテゴリーがデータから浮かび上がり生み出されることです．時々，インタビューガイドのままの概念（カテゴリーのネーミング）をみかけますが，カテゴリーにあてはめる方法とは異なります．得られた結果は，現象としてどの

ような因子があったのかが表や関連図で示されます．

　質的研究は患者や家族の経験している現象や世界を説明できることで，看護師はより相手を理解でき，看護の質が上がる効果があります．以下は修正版グラウンデッド・セオリー・アプローチと質的記述的分析の分析方法例です．

質的分析方法の記載例①

6．質的研究のデータ収集・分析方法

　半構造的面接法を用いたインタビューを行い，修正版グラウンデッド・セオリー・アプローチ（Modified Grounded Theory Approach：以下 M-GTA と略す）を用いた．面接によって得られた内容をすべて記述し，逐語録とし，データ収集と分析を同時に進行させ M-GTA の手順に基づき，継続的比較分析を行った．全対象者の逐語録から抽出した文脈を抽象化して，概念を導き，意味内容の類似性に沿ってサブカテゴリーを生成し，さらにカテゴリー化して最終的に大カテゴリーを抽出した．分析結果に妥当性を確保するよう，分析の全過程においてスーパーバイザーの指導・助言を受けて行った．

質的分析方法の記載例②

　データは質的記述的分析を行った．面接内容を逐語録に起こし，対象者の体験を理解できるまで繰り返し読み，対象者が○○として語った内容を抽出した．抽出した内容は，前後の文脈も考慮して一つの意味が含まれる簡単な文章としてコード化した．コードの類似性，相違性を明確にし，類似するコードを集めて共通する意味を表現したものをサブカテゴリーとした．

さらにカテゴリー，コアカテゴリーとして集約した．分析の妥当性を確保するために，分析の全過程において質的研究に習熟した研究者によってスーパーバイズを受け，研究者間でデータの解釈が一致するまで検討した．

コツ⑮　方法の書き方

倫理的配慮を必ず記載する

　研究を実施するにあたって，人を対象とする研究では**倫理的配慮**が求められます．学会誌に投稿する際には研究実施施設の倫理審査を受けていることが必須となっています．看護そのものも，看護研究も，患者さんの人権を擁護し害を与えないことが原則です．

ICNの看護研究の倫理指針

　ICN（国際看護師協会）の看護研究の倫理指針によると，①危害を与えられない権利，②全面的な情報開示を受ける権利，③自己決定の管理，④プライバシー，匿名性，機密性の保護の権利，の4つが明記されています．研究の科学性を追究する以前に対象者の権利と安全が守られることが必須で，それらについて文書を用いて説明し必要があれば同意書を得て，実際の研究過程でも配慮し，危険が生じるおそれがあれば中止することや対象者が参加を拒否できることが必要です．

研究実施施設での倫理審査

　研究実施施設の倫理審査では，多くの場合2015年4月に文部科

学省・厚生労働省から出された「人を対象とする医学系研究の倫理指針」を遵守していることが求められます．これは，それまでの臨床研究に関する倫理指針と疫学研究に関する倫理指針を統合したものです．その中では臨床研究や疫学研究という分類の表現はなくなりました．人を対象にした場合，倫理的課題となる「介入研究（研究目的で人々の健康に影響を与える通常の看護を超える行為を実施する）」か，それとも「侵襲（研究目的で実施される穿刺や心理的外傷に触れる質問によって身体または精神に負担が生じることで，負担が小さいものを軽微な侵襲といいます）」を伴うかが審査されます．

　介入以外の研究は，「観察研究（介入をするわけではない）」とされます．対象者に何らかの危害を及ぼすような倫理的問題は起きにくいのですが，倫理綱領に基づいて看護師が収集する情報はそもそもプライバシーそのものである自覚をもって技術的にも守秘義務が果たされるようにデータを扱いましょう．論文に記載する際も「当院」などは対象集団の特定につながりますので避けます．倫理審査では，その研究がそもそも実行可能で意味があるかという科学性も問われますので，研究そのものの質が上がる機会と捉えて取り組みましょう．

　倫理委員会が実施施設にない場合には，学会における委員会審査を受けることもできますので，投稿規定を調べてください．投稿の際に，倫理委員会の承認番号を求められることもあります．

倫理的配慮の記載例

7. 倫理的配慮

　対象者の選定は，共同研究者である主治医に依頼し，対象可能性のある患者の外来日にまず，主治医から簡潔な説明をしてもらった．その後研究者が研究の主旨，目的と方法，予測され

る効果および危険性，協力しない場合でも不利益を被らないこと，研究への参加は自由意思で撤回も可能であること，秘匿について文書を用いて口頭で説明し記名による同意書を得た．精神的負担を考慮し，病名告知および手術の必要性の説明を次の外来日に実施した．尚，研究実施施設の倫理委員会の承認を得た（承認番号〇〇-〇〇〇）．

コツ⑯　結果の書き方

まず目的に向かって導かれた結果の表や図を考えてみる

　私は論文を書く順番として，まず図表から作ります．例えば，下記の**表5「対象者の概要」**は必要度が高い表です．研究目的に向かって何を明らかにする研究だったのかを考えながら図表を作成して提示する順番に並べてみて，結果を記載しながら順番を入れ替えたり，新たな分析をして図表を追加したりすると効率がよいと思います．

　表（Table）は情報量が多く正確に記述できます．図（Figure）は変化や比較をする場合に用いると効果的です．また図表の内容をすべて結果で記述する必要はありませんが，簡単に解説があるとわかりやすく読めます（図7）．

表5　対象者の概要

性　別	男性　9名，女性　5名
年　齢	30代　1名，40代　1名，50代　2名， 60代　5名，70代　4名，80代　1名，平均年齢　63.2歳
職　業	デスクワーク　7名，無職　7名
運動習慣	あり　6名（ウォーキング4名，ゴルフ2名），なし　8名
術　式	腹腔鏡下幽門側胃切除術　9名 幽門側胃切除術　1名 腹腔鏡下胃全摘出術　4名
Stage	Ⅰ　12名　Ⅱ　1名　Ⅲ　1名
既往歴（のべ人数）	HT　4名，心疾患　2名，COPD　1名，肝疾患　1名，他4名

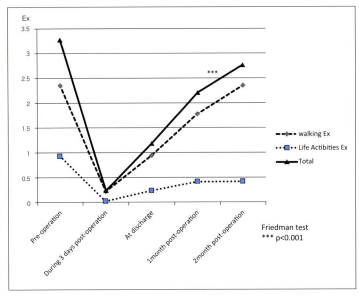

図1 胃癌胃切除周術期2ヵ月までの身体活動量の変化

図作成のコツ
①タイトルは下に
②変化や高低差をわかりやすく伝えたいときに用いる
③説明文が必要なことも

図7 図作成のコツ

コツ⑰ 結果の書き方

一切の主観を排除して事実を客観的に，簡潔明瞭に書く

　図表が作成できたら，考えた順番で結果を記述していきます．図表にしなかった結果も必要なら記述します．質的研究で，特に語りとして重視する場合には，図表を用いないこともあります．この場合も結果の記述の仕方は研究デザインから導かれた方法と整合性があるのかを考えながら記述しましょう．結果では得られた「事実」のみを記載します．自分の考えや結果の意味づけは考察で記載します．

　図表の順番と方法で記載された解析の順番が異なっていると混乱を招きます．明瞭さの一つと言えます．対象者がイメージできるように記載します．そもそも何をもって評価したのかというエンドポイントが示され，その結果が記載されることで明確になります．**記述統計**（度数分布や平均値，中央値，標準偏差値など集団の実態を示すための統計）をまずは丁寧に示しましょう．目的とした「明らかにしたかったこと」が，まず提示されていると査読者は安心します．

結果の記載例①

Ⅲ．結　果

　術前から術後2ヵ月までの歩行Exと生活活動Exの変化を図1に示した．身体活動量の入院前のmedianは2.95Ex/dayで，rangeは0.46〜11.26Ex/dayであった．術後3日間のmedian（range）は0.05（0〜2.00）Ex/day，退院時は0.43（0.02〜8.27）Ex/day，術後1ヵ月は2.18（0.10〜8.63）Ex/day，術後2ヵ月では3.10（0.79〜8.69）Ex/dayであった．身体活動量は，入院時と比較して，術後3日間から退院時まで有意な低下であった．しかし，退院時と比較して，術後1ヵ月および2ヵ月は有意に増加した．歩行Exは，身体活動量と同様の経時的変化を示した．生活活動Exは，術前と比較して術後3日間，退院時，術後1ヵ月まで有意に少なかった．生活活動Exを性別で比較すると，術前から術後2ヵ月まで女性のほうが男性よりも有意に多かった（$p < 0.05$）．歩行Exと生活活動Exのバランスは，術前は71.5％が歩行Exであったが，術後3日間から術後2ヵ月は80〜85％が歩行Exであり生活活動Exの割合が少なかった．術後1ヵ月で術前レベルの身体活動量に戻った人は6名（42.9％）であった．術前に運動習慣をもっていた人は7名で，ウォーキング，ゴルフ，散歩などであり，術後2ヵ月で運動習慣を再開した人は4名であった．術前の身体活動量と退院時（$\rho = 0.58$　$p = 0.029$）および術後1ヵ月（$\rho = 0.75$　$p = 0.002$），術後2ヵ月（$\rho = 0.65$　$p = 0.003$）で有意な正の相関がみられた．

コツ⑱　結果の書き方

図表をみただけで説明がつくようにする

　よく遭遇するのは，量的研究の場合で図表が少なくて重要な今回の結果がわかりにくい，や逆に多すぎて焦点がみえにくい論文です．やはり，量的研究の図表や質的研究の構造図などから作成したほうが効率的に記述できると思います．

　対象者の概要の表を作成する場合は，どのような集団が対象か（P），年齢や性別，疾患の特徴や研究に関連してわかっているべき情報が一目瞭然となるようにします．一つの図表ですべてを説明しようとすると複雑でわかりにくくなります．図表の説明文を求める学会誌もあります．投稿先の投稿規定やチェックリスト，掲載論文の体裁を参考にしましょう．

結果の記載例②

Ⅲ．結　果

　身体活動量に影響を及ぼす因子を分析した結果，併存疾患がある群は入院時，術後1ヵ月，術後2ヵ月で併存疾患がない群よりも有意に身体活動量が少なく，元々の運動習慣がない群が術後2ヵ月で有意に身体活動量が少なかった．術式や合併

症との有意な差は認められなかった（表2）．身体活動量と関連する生活状況などの因子の検討では，術前を含めてすべての時点で食事摂取量（1日平均）と，退院時の食欲と正の相関を認めた．退院時の疼痛とは負の相関を示し，退院時の握力および活動意欲，活動への自信と，術後1ヵ月から術後2ヵ月までの活動への自信，Alb値と有意な正の相関が認められた．症状や睡眠時間，%体重や握力との有意な相関はなかった（表3）．身体活動量とHR-QOLの相関について検討すると，退院時はRP（日常役割機能（身体）），BP（痛み），PCS（身体サマリスコア）で，術後1ヵ月では，VT（活力）とPCSで，術後2ヵ月ではVTで，有意な正の相関が認められた．一方で，身体活動量と不安や抑うつスコアやMH，SF，MCS（心理的サマリスコア）との有意な相関は認められなかった（表5）．その他，身体活動量と年齢，性別，Stage，手術および麻酔時間，入院日数，仕事の有無との有意な相関や差はみられなかった．

表2　身体活動量の術式・合併症・既往歴・運動習慣による比較

時期	n	入院時	退院時	術後1ヵ月	術後2ヵ月
全摘術	4	3.00	1.92		
部分切除術	10	3.00	0.82		
p		0.95	0.57		
併存疾患あり	9	2.00	0.93		
併存疾患なし	5	4.00	1.47		
p		0.04*	0.30	0.03*	0.03*
合併症あり	7	3.00	0.93	2.51	2.89
合併症なし	7	4.00	0.98	0.76	1.61
p		0.71	0.90	0.54	0.64
運動習慣あり	7	3.00	2.00	2.88	3.49
運動習慣なし	7	2.00	0.72	0.76	0.96
p		0.76	0.41	0.35	0.04*

median
Mann-Whitney 検定　　*p<0.05

表作成のコツ
① 表タイトルは具体的に示す
② 対象者数を記載する
③ 横線のみを引く
④ 数字の表示は揃える
⑤ p値はなるべく数値を示す

表3　入院から術後2ヵ月までの身体活動量の関連因子　　　　　　　　n=14

	入院前	退院時	術後1ヵ月	術後2ヵ月
食事摂取量（1日平均）	0.60*	0.55*	0.76**	0.68*
食欲	0.39	0.69*	0.30	0.22
睡眠時間	-0.08	0.29	0.28	0.07
症状　疼痛	0.04	-0.67	-0.17	-0.25
食後膨満感	-0.15	0.15	-0.19	-0.03
つかえ感	0.00	0.22	0.14	-0.13
吐き気	0.17	-0.07	-0.22	-0.08
倦怠感	0.04	-0.06	-0.08	-0.23
%体重	-	0.06	0.22	0.46
握力	0.33	0.69**	0.21	0.23
Alb値	0.03	0.31	0.53*	0.54*
Hb値	0.40	0.34	0.21	0.30
活動意欲	0.13	0.60*	0.51	0.55
活動の自信	0.16	0.65*	0.66*	0.58*

Spearman ρ　　* p<0.05　　** p<0.01

コツ⑲　考察の書き方

考察全体を通じた論理一貫性を意識する

　「考察」は，結果をどのように解釈し判断するのか，なぜそのような結果になったのかという結果の学術的意味づけをするところです．結果を基に研究チームでディスカッションをするとよいと思います．そのときに，この研究で明らかになった知見は先行研究と比較してどうだったのか？　新しさはどこか？　その意義は何か？　そして目的に応じて明らかになったことの意味づけだけでなく，今後の看護にどのように活かせそうか？　を話し合ってみましょう．

　結果のまとめを記載してから，結果の解釈をしていくと記述しやすいときもありますが，まとめが長すぎないかチェックしましょう．考察を書くときのコツとして，何を書くのか段落の小見出しを考えてもよいでしょう．主な結果の意味をどのように順序立てて記載するのか，例えば，「〇〇の実態」「〇〇の患者への支援」など目的や緒言との整合性を考えて記載します．

　文章の書き方で困ったときは，自分がわかりやすかった論文を手元に置いて，言葉の使い方や説明の仕方を参考にしましょう．専門外の人が読んでも，なるほどこのような意義があり，このように実践に活かせそうだ，と感じてもらえたら，よい考察といえるでしょう．

コツ⑳　考察の書き方

結果の事実のみに基づいて議論する

　自分が実際に実施して得られた研究結果の事実に基づいて議論することが重要です．陥りがちな考察の誤りは，結果の解釈に根拠がない，結果の解釈でなく他者の研究の引用による解釈や提案が多くなるパターンです．目的⇒方法⇒結果までの整合性はよいのですが，考察との関連性に欠けると妄想と捉えられかねません．緒言で自分が何を問題提起していたのか？を再度見直し，その答え（結果）から導かれたご自身の主張を記述しましょう．

考察の記載例

Ⅳ．考　察

1．胃癌胃切除周術期患者の術後2ヵ月までの身体活動量の変動と関連因子

　生活習慣病予防のための運動指針（厚生労働省，2013）では，約3.3Ex/dayの身体活動を推奨している．2013年の改訂では，運動のみならず生活活動も含めた身体活動全体に着目し，生活習慣病予防だけでなく，悪性新生物のリスクを低減できる可能性も示されている．本研究の結果から，胃癌胃切除患者の術前

の身体活動量は平均して推奨レベルに達していた．しかし，手術によって一度減少し退院時から術後2ヵ月にかけて術前の8割まで漸増するものの，術前身体活動量まで戻っていた人は半数で，術後2ヵ月の時点で3.3Ex/dayに達していた人は5名のみであることから，回復は術前までは戻ってない状態であり個人差も大きいことが明らかになった．それらへの影響因子としては，術前の運動習慣や身体活動量との関連があることから，術前の活動性が術後の離床を含めた活動に影響していると考えられる．術前の運動習慣を含めた身体活動状況を聴取して，術後に予測的に対応することが必要となる．今回の調査では性別や年齢による差はみられなかったが，女性は生活活動Exがいずれの時点でも有意に多かったことから，運動をする，という観点だけでなく，術後に元の生活活動に戻る，という視点も意義があると考えられる．現在は術前教育を外来におけるオリエンテーションで実施しており運動の重要性も必ず説明している．しかし，それらは一般的なものであるため，術前の身体活動への介入は術後にも継続性があるという視点で，短時間でも個別に聴取し教育をするということを検討する必要があろう．
（文献省略）

コツ㉑　考察の書き方

冗長さ，曖昧さを排除する

　　自分でも考察を記述した数日後に再読して，冗長さにびっくりすることがあります．考察は自分の主観的な主張をしてもよいところですが言いすぎは禁物です．研究チームで**クリティーク**する，数日後に見直す必要があります．以下に看護研究でありがちな，文章で気をつけたほうがよいと感じている点をあげます．

- 論文の一文は短文にしましょう．一文を40字以内に，とよく指導されます．長い文は意味が複数入るのでわかりにくくなります．一文は1主語1述語を基本とします．一つのことだけ伝えましょう．
- 「感じる」や「思う」は避けて「考えられる」など意見や判断としての表現をします．
- 略語は避けます．論文では，言葉を正しく記載するようにしてください．
- ルールとして，略語は最初にすべてを示して：以下○○と略すなどとします．日常生活動作（Activity of daily living：以下ADLと略す）と記載します．学会誌によって使用してよい略語がありますので確認しましょう．
- 看護師の記録で多用される「○○にて」や「○○るも」は「○○によって」や「○○が」が正しい表現です．

・避けたほうがよい表現は,「○○すべきである」(強制力を感じます),「○○させる」(看護は誰かに何かを命令しませんので違和感があります⇒「○○できるように指導する」などがよいです),「○○してもらう」(看護師側の表現になっています.「看護師が教育して患者が血糖測定をした」),「少なくない」は二重表現でわかりにくいです.

　文章表現によって,自分が対象をどのような存在と捉えているのかがわかるので,気づいたら適切な表現にしましょう.

コツ㉒ 結論の書き方

わかった事実をまとめる

　「結論」は，研究目的に応じて，研究した結果明らかになったこと，を記載します．査読者は研究目的と結論を読んで得られた知見を把握します．

結論の記載例

Ｖ．結　論

1. 胃癌胃切除周術期患者の平均身体活動量は，術前 median（range）は，2.95（0.46〜11.26）Ex/day, 退院時は 0.43（0.02〜8.27）Ex/day で，術後 1 ヵ月 2.18（0.10〜8.63）Ex/day，術後 2 ヵ月 3.10（0.79〜8.69）Ex/day と退院時より有意に増加していた．術後 2 ヵ月で術前の身体活動量まで戻っていた人は 6 名（42.9％）で，厚労省の運動指針の推奨レベル 3.3Ex/day に達していた人は 5 名であった．

2. 胃癌胃切後術後から術後 2 ヵ月までの身体活動量の関連因子は，術前活動量，運動習慣，痛み，食事摂取量，併存疾患，Alb 値，活動意欲，活動の自信，HR-QOL の VT（活力）や

身体サマリスコアであった．身体活動量と不安や抑うつスコアとの相関は認められなかった．
3. 胃癌胃切除術後外来において身体活動状況にも留意する必要があり，食事摂取行動，栄養状態，症状や活力，倦怠感を含めた心理状態や対処行動への介入をチームで実施する必要がある．

コツ㉓　結論の書き方

研究限界を丁寧に示す

　どの研究にも限界はつきものです．しかし，研究限界が理解できていることで，その中でも最善を尽くしたということは伝わります．そして，その限界が，結果の解釈にどのように影響するかを記載します．量的研究であれば，標本数の不足，データ収集の欠点（バイアスのかかり方など），研究デザインの弱点などです．研究者自身が限界をわかっている場合は結果の解釈が適切になされていると判断できます．**研究限界**や結果に基づきどのように改善しうるか，また今後の看護のための提言を記載します．

　また，論文を研究の一部として学会発表したのであれば明記します．

　利益相反（Conflict of Interest：以下 COI と略す）は，外部との経済的な利益関係などによって，公的研究で必要とされる公正かつ適正な判断が損なわれる，または損なわれているのではないかと第三者から懸念が表明されかねない事態（厚生労働科学研究における利益相反の管理に関する指針）とされています．著者全員の COI 申告書提出を求められることも多いです．COI が存在しない場合は，「本研究における利益相反は存在しない」と記載します．

研究限界の記載例
Ⅵ. 本研究の限界と課題

　本研究の対象者は首都圏の1施設に限られ，調査期間も術前から術後2ヵ月と短く，数が14名と少なく，今回の結果を一般化することは困難である．今後は対象者数を増やして，さらに長い期間の対処行動を含めた調査をするとともに，個別的なHR-QOLを高めるための医療チームによる胃癌胃切除周手術期システムを構築する必要がある．

　本論文の一部は，第38回外科系連合学会および第31回日本看護科学学会で発表した．

著者の利益相反（Conflict of interest：COI）開示：高島尚美：科学研究費基盤研究（C）

コツ㉔ 謝辞の書き方

謝辞と著者資格（Authership）の書き方

　謝辞では，研究協力者に対して，著者の基準は満たさないけれど貢献をした研究者や補助者への謝意を述べます．その他，研究実施に協力した組織，研究費情報，学会で先に報告した場合の情報や修士論文の一部をまとめたことなどを掲載します．

　論文における著者貢献の記載を求められることもあります．著者とは，論文作成に貢献をした人です．研究の着想から研究計画，研究の実施，データの分析や解釈に貢献をしている人で，論文内容に責任を負える必要があります．研究チームのリーダーであるから，資金獲得をしたから，だけでは著者になりませんので気をつけましょう．

謝辞の記載例

　本研究にご協力いただいた対象者の方々，調査機関のスタッフの皆様に心より感謝申し上げます．

コツ㉕　要約の書き方

目的に対して
重要な結果を必ず示す

　「要約」は論文の要旨をまとめたもので重要な部分です．査読者は，タイトルをみて次に要約をみます．時には編集担当者が査読者に回す価値があるかどうか，を判断します．この部分は，医中誌の抄録部分として多くの研究者が目にします．研究の目的・方法と得られた重要な結果を示しましょう．

　わかりやすく記載するためには，必要なキーワードを含めます．それらは研究の特徴を示します．結果では具体的に有意差があった数値を示すのも一つです．質的研究の場合は，得られた概念（カテゴリー）が示されるとわかりやすいです．考察よりも結果や方法の記載に文量を割きます．加えて，5個程度のキーワードを最後に入れます．文献検索時の検索語となります．

　原著や研究報告の場合は，英文要約も必要でネイティブチェック証明書付で求められることが多いです．

要旨の記載例
要　旨
　本研究は，胃癌胃切除周術期の身体活動量の実態と，生活状況や心理的状態や HR-QOL などの関連因子を明らかにすることを目的とした．対象は胃癌胃切除周術期患者で，入院前から術後 2 ヵ月まで身体活動量（Ex ＝運動強度×時間），消化器症状，食事摂取量等を連続して収集し，不安抑うつ尺度，HR-QOL 尺度，体重，血液検査データを入院時，退院時，術後 1 および 2 ヵ月に調査した．調査対象は 14 名（男性 9 名，女性 5 名）で，年齢（median）は 65.5 歳，術式は腹腔鏡下幽門側胃切除術 9 名等で，Stage I が 12 名であった．身体活動量の術前 median は，2.95Ex/day，退院時は 0.43Ex/day で，術後 1 ヵ月 2.18 Ex/day と術後 2 ヵ月 3.10Ex/day で退院時より有意に増加した．入院中から術後 2 ヵ月までの身体活動量の関連因子は，術前活動量，運動習慣，痛み，食事摂取量，併存疾患，Alb 値，活動意欲，活動の自信，HR-QOL の活力や身体サマリスコアであった．不安抑うつスコアと身体活動量との相関はみられなかった．厚労省の運動指針では 3.3Ex/day が推奨されており術後 2 ヵ月までの回復は術前の 8 割程度であった．術後外来において，症状に限らず，食事摂取行動や身体活動状況，倦怠感を含めた心理面への介入をチームで実施する必要がある．
キーワード：身体活動量，胃癌胃切除周術期，不安と抑うつ，健康関連 Quality of Life（HR-QOL）

コツ㉖　テーマの書き方

簡潔で必要にして十分な情報を示す

　テーマは，論文の中身を読者が知るための手がかりです．「目的にあるキーワード（主要概念）が入っており，研究内容を適切に表現したものでわかりやすい」表現であるかをチェックしましょう．英語表題や短い簡略表題（ランニングタイトル）も求められます．

テーマの記載例

胃癌胃切除周術期2ヵ月までの患者の身体活動量と関連因子
PHYSICAL ACTIVITY INCREASES SIGNIFICANTRY AFTER THE DISCHARGE TO 2 MONTHS POST-OPERATION IN GASTRIC CANCER PATIENTS WHO UNDERWENT GASTERECTOMY
簡略表題：胃癌胃切除周術期患者の身体活動量

文献の書き方

文献の示し方

　引用文献は，緒言（はじめに），方法，考察で用います．研究の妥当性が批判される部分でもあります．多ければよいというものでもなく，必要最小限の論文を適切に引用します．また孫引きやWebやテキストからの引用ではなく，なるべく原書を引用しましょう．

　公的文書などでWebから引用する場合はアクセス日を記載するように，など投稿規定を参照します．引用文献や参考文献を整理するためのソフトウェア（RefWorksやEndNoteなど）もあります．投稿規定に合わせてフォーマットしてくれますから便利です．文献の書き方は，研究者としてのマナーの部分でもあります．書き間違いのないようにしましょう．

　図書（書籍など）と雑誌で**引用方法**が異なりますので注意します．引用形式には**バンクーバースタイル**（引用部分に上付きで示し引用順に文末脚注とする）と**ハーバードスタイル**（著者年号形式で著者（年号）を付け文末脚注は著者アルファベット順）があります．

　例文で出していた形式はバンクーバースタイルです．引用する際の注意点や使ってよい略語，英文字は半角で，や単位の記載方法などは投稿規定に記載されていますので確認します．直接文献の文章やデータを用いる場合は直接引用と言い，「○○[1]は「　　」と述

べている」と正確に引用します．間接引用は「○○という報告[1]がされている」と結果を要約して記述します．

文献の記載例（バンクーバースタイル）

文　献
1) 武市綾, 小熊英俊, 笹川剛, 喜多村陽一, 高崎健. アンケート調査による胃癌幽門側胃切除術BⅠ法再建後のQuality of Life. 東京女子医大誌 2003 ; 11 : 450-6.
2) 大野和美. 上部消化管の再建術を受けたがん患者が術後回復期に体験するストレス・コーピングの分析―食べることに焦点を当てて―. 聖路加看護学会誌 1999 ; 3（1）: 62-70.
3) 村弥須子, 前田勇子, 白田久美子. 胃がん術後患者の食生活および術後症状と精神的健康との関連からみたQuality of Life. 日本看護科学学会誌 2005 ; 25（4）: 52-60.
4) Ishihara K. : Long-term quality of life in patients after total gastrectomy. Cancer Ns 1999 ; 22（3）: 220-7.
5) 高島尚美, 村田洋章. 胃癌で手術を受けた患者の術2ヵ月後までのQuality of Lifeの量的質的評価に関する研究. 東京慈恵会医科大学雑誌 2013 ; 128（1）: 25-34.

文献の記載例（ハーバードスタイル）

熊丸めぐみ, 高橋哲也, 安達仁 他（2002）: 心臓血管外科手術後のリハビリテーション遅延例の検討, 心臓リハビリテーション, 7（1）, 109-112.
田屋雅信, 高橋哲也, 熊丸めぐみ 他（2008）: 心臓血管外科手術後のリハビリテーションプログラム改訂前後での成績比較, 理学療法学, 35（2）, 56-61.

Chapter 3
論文を投稿し査読を受ける

さあ，論文が完成し，いよいよ投稿です．投稿方法は，学会誌によって，インターネット登録であったり，紙媒体で所属などがわかるものを削除したものと原本を求められるなど，さまざまです．学会誌の投稿サイトに進み，投稿規定や投稿マニュアルをみて投稿しましょう．

　その際，気をつけることは研究倫理に関することです．倫理審査承認番号を記載できないような論文はそれだけで不採用となります．そして，編集委員会で以下のような行為が疑われた場合は，学会が聞き取り調査をして，不正と判明した場合は公告したり，発刊後に判明した場合は論文が削除されたり会員資格がはく奪されたりします．

　　・データのねつ造や改ざん，盗用は決して行ってはいけません．
　　・研究の一部を独立した研究のように投稿する断片的投稿は慎むべきです．過去に研究の一部を公表した場合は，その論文との関係を説明しましょう．
　　・同じ原稿を他の学会誌に投稿したり，すでに掲載された論文を別の新たな論文として投稿すると，二重投稿となります．

　知らなかったということでは済まされない，研究者としての姿勢を問われることがらです．研究チーム全体でお互いの研究者としての姿勢もチェックし合い，注意していきましょう．

　最後に提出が必要な投稿チェックリストがありますので，丁寧に確認をして投稿します．

コツ㉘ 投稿から掲載まで

投稿規定に応じて完璧に体裁を整える

　投稿する学会を決めます．学会は会員にならないと投稿できない場合が多いので，自分の関心領域の学会に入りましょう．学術集会に参加して発表し，ディスカッションすると論文の推敲にもつながります．論文を投稿するときは，学会のホームページにある**投稿規定**をみます．多くの論文がonline投稿になっています．投稿する論文の種類が，原著，研究報告，実践報告，資料など，さまざまあり内容が示されています．どれが適切か，投稿した経験のある人に相談してみるのもよいです．制限字数などが異なってきます．

本文と図表以外の必要書類

　本文と図表以外に共通する必要書類として以下のようなものがあります．投稿論文確認表（投稿論文チェックリスト）と著者サイン，利益相反（COI）申告書（研究者が他の組織との利益関係がないかを確かめる），英文が必要な場合（日本語の論文でも原著や研究報告は必要）のネイティブチェック．体裁が整っていないと編集委員の段階で書き直しを依頼されますので，丁寧に形式を点検します．

　投稿論文は，過去に他誌に発表されていないことが前提です．ニュースで，データの改ざんなどの不正行為を目にします．論文の

著者には，その論文に対する責任があります．研究計画から実施と得られた結果について社会的にも共同責任をもつことになります．ですから単に上司であるからと著者に入れる必要はありません．著者の順番ですが，筆頭著者（First Author）は基本的に研究計画，実施，論文作成まで一番貢献した人です．貢献順に2番目以降の氏名を掲載します．

コツ㉙　投稿から掲載まで

査読は論文の質をよくするためと心得てレスポンスする

　採否通知は学会誌に記載されている期間内に戻ってくるはずです．日本の場合，たいていは2〜3ヵ月かかります．編集委員の他にその論文テーマを専門とする査読者が2〜3名指名されて，複数の目でよりよい論文になり社会に貢献できるようにとコメントが出ます．

1回で論文が採択されるのは稀なこと

　論文が1回でアクセプト（採択）されることは私の経験では稀です．編集委員と査読者のコメントをまず理解して回答し論文を修正します．これは結構エネルギーを使う作業です．「厳しいな」と感じるコメントをもらうこともあります．しかし，論文の質を上げるためにはそのように感じるコメントほど，意味があると思います．時に残念ながら失礼と感じるコメントもあります．とにかく感情を落ち着けて査読コメントに従って修正しましょう．できない修正や異なる意見には「誤解を招く表現でした．○○は，」と論駁をします．

査読者にどうレスポンスするか

　別紙にコメントごとに回答を考え，本文や図表のどこを修正した

のかがわかるように記載します．その際，編集委員や査読者が論文の質を上げるためにコメントをくださったことへの感謝の念を忘れないように表現しましょう．

査読へのレスポンス記載例

査読者の A 先生

　この度は丁寧なご査読をいただき大変勉強になりました．心から感謝申し上げます．以下に修正点を記述させていただきました．ご多忙のところ大変恐縮ですが，再査読のほどよろしくお願い申し上げます．

①研究方法の対象者の表現について具体的にしてください．
⇒以下のように修正致しました（P4 12行目　下線部修正）．
<u>胃癌胃切除周術期</u>にあり，本研究に同意が得られた患者．……
②倫理的配慮の記載を詳細にしてください．
⇒以下のように追記させていただきました．ご指摘ありがとうございました．
6．倫理的配慮（P4-5　下線部修正）
対象者の選定は，<u>共同研究者である主治医に依頼し，対象可能性のある患者の外来日にまず，主治医から簡潔な説明をしてもらった．</u>その後研究者が研究の主旨，目的と方法，予測される効果および危険性，協力しない場合でも不利益を被らないこと，研究への参加は自由意思で撤回も可能であること，秘匿について文書を用いて口頭で説明し記名による同意書を得た．<u>精神的負担を考慮し，病名告知および手術の必要性の説明の次の外来日に説明を実施した．</u>尚，研究実施施設の倫理委員会の承認を得た．
③結果の関連の表現を具体的な数値として示してください．

> 何と何に有意な相関が認められたかを具体的に記述するようにいたしました（下線部）．例えば，
> 「術前の身体活動量と退院時（$\rho = 0.58$　$p = 0.029$）および術後1ヵ月（$\rho = 0.75$　$p = 0.002$），術後2ヵ月（$\rho = 0.65$　$p = 0.003$）で有意な正の相関がみられた」（P6）……

■ コラム　量的研究 VS 質的研究

　医学部の医師との倫理委員会や編集委員会で，質的な看護研究の審査になると次のようなことを発言によく出会います．「質的研究なんて主観的なことをして，科学的ではないし，これって研究になるのですか？」．

　そのときに私はこのように答えています．「質的研究は具体的な事実を重視してそのリアリティな行為の意味を理解しようとします．認識の仕方に先生方が科学的，と量的に追究している実存論としての客観的な世界があります．もう一つの認識の仕方に主観によって認識する観念論がありますよね．私たち看護師は，患者さんたちの体験がまだよく明らかになっていなかったら，体験そのものを概念化し（言葉にして）説明できることで，よりよい看護につなげたいと考えています」．

　こういった説明の結果，了解する医師は随分多くなってきました（私の周りの狭い世界の話です）．しかし，「質的研究は結局，主観的な推論にすぎないでしょう」と価値対立が生じる場合も多いです．その場合も，「その類推の妥当性をなるべく確からしくするための手続きをとっています．データ収集の際のインタビューを振り返りなるべく相手の世界に迫ることができるように訓練しますし，どのようにして概念化したのかを記述しています」と答えるようにしています．

コツ㉚ 投稿から掲載まで

リジェクトされても落ち込まない

　ある学会から**リジェクト（却下）**されて他誌に投稿したらすんなりアクセプト（採択）された，という経験がある研究者もいます．リジェクトされる論文は，その学会誌の趣旨に合わない，研究としての整合性がない，読みにくい場合などが考えられます（**表6**）．研究として成立するためにはどのような条件が必要かを見直して反省する材料にすることも意味があります．やはり，美味しい料理を作るためのレシピ段階での検討が欠かせないことに気づくはずです．そして美味しい料理は苦労なしには味わえません．多くの成功者が「失敗から学んだ」と言います．失敗した料理の原因を追究し，美味しい料理を計画し直し，実際に調理し食べる経験も欠かせません．すべては明日の看護のためにと元気を出して研究を続けましょう．

表6　査読を通らない論文でよくあること

①投稿論文が学会誌の趣旨に合わない
②投稿規定に則っていない
③論旨の一貫性がない
④そもそもの研究デザインが不適切である
⑤倫理的配慮がなされていない
⑥二重投稿の場合

Chapter 4

査読者の目線で論文を推敲(クリティーク)してみよう

参考にしたい文献やでき上がった自分の論文をさまざまな方法でチェックしてみましょう．批判的に吟味することは自身の研究能力を育てるためにも大切なことです．投稿する学会誌の編集委員会がどのような立場で査読と編集活動をしているかを知っておくことも必要です．お互いの努力で看護学が発展し，患者や家族・地域の健康と幸せに貢献することを目指しましょう．
　ここにいくつかのツールを掲載します．参考にしてください．
　A：論文クリティークの際のチェックリスト
　B：論文を推敲するときのチェックリスト
　C：論文投稿時に添付する投稿論文チェックリスト
　D：学会誌の査読ガイドラインの概要

A：論文クリティークの際のチェックリスト（表7）

　参考論文をチェックリストの項目をチェックしながら，クリティークしてみましょう．あなただったら，もっとよい研究にするために，何をどのように改善しますか？　チームで検討して，今後の自分たちの研究に結びつけていきましょう．

B：論文を推敲するときのチェックリスト

　論文が一度完成したら，「投稿してしまってすっきりしたい」という気持ちなります．しかし，冷静になって推敲する時間を必ずもちましょう．以下は，投稿論文を査読するときに感じる，著者に留意してほしい事項です．参考にしてください．

①論文全体
・全体を通して，整合性があり，矛盾はないですか？
・「はじめに」と「目的」で書いたゴールを達成できていますか？
・論文の長さは適切ですか？　冗長な部分や説明が不足している部分はありませんか？

②文章構成

- 章立ての構成は，説明したいことに対して論理的ですか？
- 一つの文章が長すぎたり，短すぎたりしていませんか？
- 段落は，適切な長さですか？
- 主語と述語は適切ですか？
- 結果は「過去形」で述べられていますか？

③**図表**
- 必要不可欠な図表ですか？
- 図表の順序は適切ですか？
- わかりやすい図表ですか？
- 図表はそのまま印刷できるほどの鮮明度ですか？

④**文献**
- 記載方法をもう一度丁寧にみましょう．コロンやカンマ，ピリオドまで細かくチェックしましたか？
- 図書と論文で記載方法が異なりますが，大丈夫ですか？
- 共著者名のあげ方は投稿規程に合っていますか？
- 引用は正しくしないと，盗用あるいは剽窃といって，引用の範囲を超えていると判断されます．
- 孫引き（実際に論文を読まずに引用する）をしていませんか？

⑤**細かいけれども注意してほしいこと**
- 表記ルールは守れていますか？ 数字とアルファベットは半角になっていますか？
- 単位の表記は投稿規定に沿っていますか？
- スペースは正しく入っていますか？ ±などの記号の前後には半角スペースを空けます．

C：論文投稿時に添付する投稿論文チェックリスト

　投稿の際に，各学会誌から必ず投稿論文チェックリストでチェックしたうえでの投稿かを確認されます．参考資料として日本看護科学学会誌と日本看護研究学会誌のチェックリストを，許可を得て掲載しました．参考にしてください．

D：学会誌の査読ガイドラインの概要（査読者が査読をするときに編集委員会から配布されるもの）

　各学会の編集委員会は，学会の設立目的に向かって学会誌が刊行されることで学会全体のレベルアップを図り，そのことが看護の質向上に寄与できるようにと活動しています（**図8**）．論文投稿の過程では，査読者による査読が行われます．査読の目的は，学会の目指すレベルの論文であることを認定するために，著者と協調しながら支援することです．各学会の編集委員会は，大勢の査読者のために査読ガイドラインを作成して周知し，適宜それらも見直されています．査読ガイドラインには，およそ以下のような内容が記載されています．

①査読の手続き

　期日までに査読をしてほしいこと，専門が異なる場合や不可能である場合の連絡，査読者と編集委員構成と役割，判定方法（無条件採用・条件付き採用，論文種類の変更の有無や修正後に再査読をするか否か，論文種類の変更の場合の変更種類・不採用）と査読結果の記載方法．

②査読方針

- 学会誌がどのような領域の学術的発展の場として位置づけられているのか？　査読の観点が，論文の種類に応じて，新規性，有用性，重要性，信頼性などで論文の意義を評価すること．
- 査読は批判的であるよりも建設的に行ってほしいこと．課題を指摘する場合には代替案を示し，論文が改善され，投稿者がより成長できるよう支援してほしい，など．
- なるべく採用の方針であるのか否か．査読を行い，看護学としての意義が発揮できる論文となるように支援してほしいこと，など．
- 看護学では，多様な研究パラダイムや研究方法を用いるという特徴があるため信念対立が起きやすいことも事実です．編集委員会が査読者を選定しますが，各査読者の研究領域や査読可能

な研究方法はあらかじめ情報収集されていますので，選定の際に考慮されています．査読はあくまでも相互研鑽の機会であることを踏まえ，査読にあたって建設的・発展的にコメントしてほしいこと，など．

③査読基準

論文の種別に応じて各学会が査読基準をもっています．論文の種類が編集委員会によって変更されることもあります．以下は「原著」の例です．

1) 看護学として意義ある内容か
    ・看護学としての新しい知見を有しているか（新規性）
    ・看護学としての重要な知見を有しているか（重要性）
    ・看護実践の現在や未来にとって有用か（有用性）
2) 研究の信頼性は保たれているか
    ・研究デザインは課題に対して適切か
    ・研究目的は明確か
    ・目的に適った研究方法が用いられているか
    ・分析方法は適切に用いられているか
    ・結果に基づき十分・的確に考察されているか
3) 論文の構成は適切か
    ・論旨は，提起されている研究疑問，目的，方法，考察と一貫しているか
    ・投稿規定に沿っているか
    ・研究の全容が明確かつ適切に示されているか（題名・抄録・本文・文献・図表）
    ・関連する文献を適切に引用しているか
4) 倫理的な問題はないか

チェック①	タイトルはわかりやすく必要にして十分な表現か？	
チェック②	「はじめに」は文献レビューに基づいて論文の独自性と意義が書かれているか？	
チェック③	PICO・PECO は明確か？	
チェック④	目的には何を明らかにしようとしたのか（従属変数や独立変数や概念）が明確に書かれているか？	
チェック⑤	方法をみて自分も研究ができそうなくらい再現性があるか？	
チェック⑥	方法では目的を達成するために研究方法の理解のうえで必要なデータ収集がされているか？	
チェック⑦	質のよいデータが収集されているか？	
チェック⑧	分析方法は適切か？	
チェック⑨	必要であれば，用語の定義が記載されているか？	
チェック⑩	倫理的配慮がなされ記載されているか？	
チェック⑪	結果では必要な図表が示されているか？	
チェック⑫	結果が研究上の問いに対応しているか？	
チェック⑬	結果が論理的に記述されているか？	
チェック⑭	新たな知見を生み出しているか？	
チェック⑮	考察内容はすべて結果に記述された内容に基づいているか？	
チェック⑯	結果を過大あるいは過少解釈していないか？	
チェック⑰	考察は研究目的の回答になっているか？	
チェック⑱	文献が活用されているか？	
チェック⑲	研究限界を認めた考察であるか？	

表7　論文クリティークチェックリスト

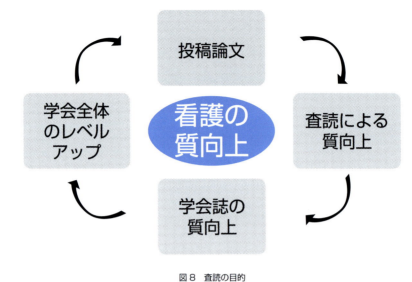

図8　査読の目的

参考資料1　一般社団法人日本看護研究学会《投稿論文チェックリスト》

　投稿する前には，このリストに沿って原稿を点検し，本学会の『雑誌投稿規定』および『原稿執筆要項』に準じていることを確認・保証したうえで，投稿時に提出して下さい．下記の項目が充足されていない場合は，投稿を受領しないことがあります．

　"投稿論文チェックリスト"と"英文抄録のネイティヴ・チェック確認書"は，pdfファイル（もしくはjpegファイル）に変換後，電子投稿システムScholarOneのファイルアップロードの画面で登録してください．pdfファイル（もしくはjpegファイル）に変換できない場合は，"投稿論文チェックリスト"と"英文抄録のネイティヴ・チェック確認書"に限り，一般社団法人日本看護研究学会事務局編集委員会宛に郵送してください．その際，封筒の表紙には，「日看研誌補足書類」と朱書し，書留郵便もしくはレターパックを使用してください．

☐ 1.　著者は全員が本学会員である．
☐ 2.　原稿の内容は未発表，あるいは他の出版物に投稿されていない．
☐ 3.　原稿枚数は本文，文献，図表を含めて『投稿規程』の制限範囲内である．
☐ 4.　倫理的配慮を要する研究では，その内容が具体的に記載されている．
☐ 5.　原稿はA4判縦位置横書きで，1行40字，1ページ20行に設定している．
☐ 6.　本文原稿内，もしくは右欄外に図，表，写真の挿入希望位置を示している．
☐ 7.　本文中の文献の引用では，該当箇所につづけて（）内に「著者の姓，西暦文献発行年」を記述している．
☐ 8.　その他，文献の表記および引用の形式は『原稿執筆要項』に準じている．
☐ 9.　文献に関する情報は原典と相違ない．
☐ 10.　本文中に引用した文献は，もれなく本文末尾の文献リストに掲載されている．
☐ 11.　本文末尾の文献リストの配列は，筆頭著者の姓（筆頭著者が同じ場合には，2番目の著者の姓，……）の（日本名の場合はヘボン式ローマ字表記）のアルファベット順に記載している．
☐ 12.　簡潔で，わかりやすく，読み手に確実に内容が伝わる文章で記述されている．
☐ 13.　主語が明確であり，複数とおりに解釈できる文章はない．
☐ 14.　誤字，人名のスペルミス，文献記載の不備等の誤りはない．
☐ 15.　句読点は「，」および「．」で統一されている．
☐ 16.　和文抄録は400字以内，英文抄録は200ワード以内に書かれている．
☐ 17.　抄録は，原則として目的・方法・結果・結論の項目をつけ，それぞれについて簡潔に記述している．
☐ 18.　英文抄録と和文抄録の内容は対応している．
☐ 19.　英文抄録はネイティヴ・チェックを受けている．
　　　　　　　　　　　　　チェック者・機関名
☐ 20.　原稿には投稿者を特定できるような事項を取り外してある．
　　　　年　　　月　　　日
　　　　　　　　　　　　　投稿者署名
　　　　　　　　　　　　　　　　　　＿＿＿＿＿＿＿＿＿＿＿＿＿＿＿＿＿

一般社団法人日本看護研究学会より許可を得て転載

参考資料2　公益社団法人日本看護科学学会《投稿論文チェックリスト》

平成28年1月1日改正

＊投稿する前に原稿を点検確認し，原稿に添付して提出して下さい．下記項目に従っていない場合は，投稿を受領しないことがあります．

- □ 1. 原稿の内容は他の出版物にすでに発表，あるいは投稿されていない．
- □ 2. 著者はすべて本会会員である．
- □ 3. 希望する原稿の種類と原稿枚数の規定を確認している．
- □ 4. 原稿枚数は本文，文献，図表を含めて投稿規程の制限範囲内である．
  （図表はA4用紙1枚の大きさを1,000字とする）
- □ 5. 人および動物が対象である研究は倫理的に配慮され，その内容が記載されている．
- □ 6. 原稿はA4判横書きで，1行35字，1ページ28行に記述しており，句読点は「，」または「．」で統一されている．
- □ 7. 本文原稿右欄外に図，表，写真の挿入希望位置を示している．
- □ 8. パラグラフ同士のつながりは明確である．
- □ 9. 誤字，人名のスペルミス，文献記載の不備等の誤りはない．
- □ 10. わかりやすく簡潔で，読み手に確実に内容が伝わる文章で記述されている．
- □ 11. 主語は明確であり，2通りに解釈できる文章はない．
- □ 12. 文献の種類による記載方法は投稿規程に従っている．
- □ 13. 文献の情報は原典と相違ない．
- □ 14. 本文中の文献の引用では著者名，発行年次を括弧表示している．
- □ 15. 本文中の文献（著者，年次）と文献リスト内同文献の著者，年次が一致している．
- □ 16. 文献の共著者は3名まで表記し，<u>アルファベット順</u>，ついで刊行順に列記している．
- □ 17. 和文抄録400字程度，英文抄録250 words程度をつけている．
- □ 18. 抄録には原則として，目的・方法・結果・結論の項目をつけ，それぞれにつき簡潔に述べている．
- □ 19. 和文抄録と英文抄録の内容はあっている．
- □ 20. 英文抄録はnative checkを受けている．　　<u>チェック者・機関名：　　　　　</u>
- □ 21. 論文原稿は以下の順で改ページを行い記述し，1つのファイル（ファイル名「本文」とする）にまとめている．
  - ・論文題目（日本語・英語）：ページ番号は不要
  - ・和文抄録，キーワード（日本語）：ページ番号は不要
  - ・英文抄録，Key words（英語）：ページ番号は不要
  - ・本文：ページ番号を「1」から付す
  - ・文献：本文に続けてページ番号を付す
- □ 22. 図・表・写真は1ページに1点として作成している．ページ番号は不要
- □ 23. 原稿は氏名・所属・倫理委員会名称（承認番号）・謝辞・利益相反・著者資格，ほか投稿者を特定できるような事項を取り外してある．

以上

公益社団法人日本看護科学学会より許可を得て転載

参考資料3　参考になる看護研究関連書籍一覧

●看護研究全般
- Grove SK, Burns N, Gray JR 著, 黒田裕子, 中木高夫, 逸見功 監訳. バーンズ&グローブ 看護研究入門 原著第7版. エルゼビア・ジャパン, 2015.
- 西條剛央. 研究以前のモンダイ 看護研究で迷わないための超入門講座. 医学書院, 2009.
- 内田陽子. 看護論文の書き方. 照林社, 2015.
- John W, Creswell 著, 操華子, 森岡崇 訳. 研究デザイン 質的・量的・そしてミックス法. 日本看護協会出版会, 2007.
- 桂敏樹, 星野明子 編. かんたん看護研究. 南江堂, 2012.
- 早川和生 編著. 看護研究の進め方 論文の書き方 第2版. 医学書院, 2012.
- Morse JM, Field PA 著, 野地有子 訳. モース&フィールドの看護研究. 日本看護協会出版会, 2012.
- 足立はるゑ. 看護研究サポートブック 改訂3版. メディカ出版, 2012.
- 上野栄一, 出口洋二, 一ノ山隆司. 楽しくなる看護研究. メヂカルフレンド社, 2012.
- 横山美江 編著. よくわかる看護研究の進め方・まとめ方 第2版. 医歯薬出版, 2011.
- 山口瑞穂子, 石川ふみよ 編. ひとりで学べる看護研究. 照林社, 2010.
- Polit DF, Hungler BP 著, 近藤潤子 監訳. 看護研究 原理と方法 第2版. 医学書院, 2010.
- 南裕子 編. 看護における研究. 日本看護協会出版会, 2008.

●文献検索・文献クリティーク
- アメリカ心理学会 著, 前田樹海, 江藤裕之, 田中建彦 訳. APA論文作成マニュアル 第2版. 医学書院, 2011.
- Judith Garrard 著, 安部陽子 訳. 看護研究のための文献レビュー マトリックス方式. 医学書院, 2012.
- 山川みやえ, 牧本清子 編著. よくわかる看護研究論文のクリティーク. 日本看護協会出版会, 2014.
- 大木秀一. 看護研究・看護実践の質を高める文献レビューのきほん. 医歯薬出版, 2013.
- 山崎茂明, 六本木淑恵 著. 看護研究のための文献検索ガイド 第4版増補版. 日本看護協会出版会, 2010.

●調査研究（統計含む）
- 及川慶浩. らくらく統計ナースExpert. メディカ出版, 2013.
- 比江島欣慎. 統計なんて怖くない リカと助手の看護研究ゼミ！. 精神看護出版, 2012.
- 及川慶浩. はじめての看護研究 アンケート調査編. メディカ出版, 2015.
- 大木秀一. 量的な看護研究のきほん. 医歯薬出版, 2011.
- 山蔭道明 監. 超入門らくらく使えるはじめての統計学. メディカ出版, 2008.
- 石村光資郎. やさしく学ぶSPSSによる統計解析. オーム社, 2014.

● **質的研究**
- グレッグ美鈴，麻原きよみ，横山美江 編著．よくわかる質的研究の進め方・まとめ方 第2版．医歯薬出版，2016．
- 谷津裕子．Start Up 質的看護研究 第2版．学研メディカル秀潤社，2014．
- 木下康仁．グラウンデッド・セオリー・アプローチの実践 質的研究への誘い．弘文堂，2003．

● **文章の書き方**
- 河野哲也．レポート・論文の書き方入門 第3版．慶應義塾大学出版会，2002．
- 樋口裕一．やさしい文章術 レポート・論文の書き方．中央公論新社，2002．
- 高谷修．レポート・論文の書き方 改訂3版．金芳堂，2012．

参考資料4　主な看護系学会一覧

学会名	ホームページアドレス
日本看護科学学会	http://jans.umin.ac.jp/
聖路加看護学会	http://sinr.umin.jp/
日本がん看護学会	http://jscn.or.jp/
日本看護学教育学会	http://www.jane-ns.org
日本看護管理学会	http://janap.umin.ac.jp
日本看護研究学会	http://www.jsnr.jp
日本救急看護学会	http://jaen.umin.jp
日本クリティカルケア看護学会	http://jaccn.umin.jp/
日本公衆衛生看護学会	http://plaza.umin.ac.jp/～JAPHN/
日本小児看護学会	http://jschn.umin.ac.jp/
日本助産学会	http://square.umin.ac.jp/jam/
日本精神保健看護学会	http://www.japmhn.jp/
日本創傷・オストミー・失禁管理学会	http://www.jwocm.org/
日本地域看護学会	http://jachn.umin.jp/
日本糖尿病教育・看護学会	http://jaden1996.com/
日本母性看護学会	http://bosei.org/
日本循環器看護学会	http://www.jacn.jp/
高知女子大学看護学会	http://www.kochi-wu.ac.jp/～nsgakkai/index.html
千葉看護学会	http://cans.umin.jp/
日本アディクション看護学会	http://plaza.umin.ac.jp/～jaddictn
日本運動器看護学会	http://jsmn2000.umin.jp
日本家族看護学会	http://square.umin.ac.jp/jarfn/
日本看護医療学会	http://www.jsnhc.org/
日本看護技術学会	http://www.jsnas.jp/
日本看護教育学学会	http://jasne.umin.jp
日本看護診断学会	http://jsnd.umin.jp/
日本看護福祉学会	http://kangofukushi.sakura.ne.jp/
日本看護倫理学会	http://jne.umin.jp/
日本看護歴史学会	http://plaza.umin.ac.jp/～jahsn
日本災害看護学会	http://www.jsdn.gr.jp/
日本在宅ケア学会	http://www.jahhc.com/
日本手術看護学会	http://www.jona.gr.jp/index.shtml
日本新生児看護学会	http://square.umin.ac.jp/～shinseij/

日本腎不全看護学会	http://ja-nn.jp/
日本生殖看護学会	http://jsin.umin.jp
日本赤十字看護学会	http://jrcsns.umin.ne.jp/
日本難病看護学会	http://square.umin.ac.jp/intrac/
日本放射線看護学会	http://www.rnsj.jp/web/index.php
日本母子看護学会	http://jmica.kenkyuukai.jp/about/
日本慢性看護学会	http://jscicn.com/
日本ルーラルナーシング学会	http://www.jasrun.org
日本老年看護学会	http://www.rounenkango.com/
北日本看護学会	http://www.njans.net
日本ニューロサイエンス看護学会	http://www.jann-2012.com

（日本看護系学会協議会ホームページを参考に作成．http://www.jana-office.com/）

索引

■英数
CCT　018
COI（Conflict of Interest）　062
EBN（Evidence Based Nursing）　003
Introduction　026
PECO（ペコ）　012
PICO（ピコ）　012
probability（p）　040
RCT　018
t検定　041

■あ行
アクションリサーチ　019
アクセプト（採択）　076
一元配置分散分析　041
因果仮説検証研究　017
因果関係証明型　016
因子探索研究　016
インタビューガイド　037
引用文献　068
ウィルコクソンの検定　041
後ろ向き（retrospective）研究　019
エスノグラフィー　042
エビデンスのレベル　018

■か行
介入研究　046
概念枠組み　037
科学性　046
仮説　040
仮説検証型　016
カテゴリー　044
間隔尺度　039
関係探索研究　017
関連検証研究　017
看護研究の倫理指針　045
観察研究　046
簡略表題　067

キーワード　065
記述統計　050
帰納的　042
帰無仮説　040
グラウンデッド・セオリー・アプローチ　042
クラスカルワリス検定　041
クリティーク　011，083
クロンバックα係数　033
ケースコントロール研究　018
ケースシリーズ研究　018
結論　060
研究疑問　006，020
研究計画　020
研究限界　062
研究デザイン　015，034
研究報告　007
研究倫理　073
検索語　008
現象学　042
原著　007
検定　040
考察　055
コード化　043
コクランライブラリ　017
コホート研究　018
混合研究法　019

■さ行
再現性　032
査読ガイドライン　085
査読基準　086
差の検定　041
サブカテゴリー　043
参加観察法　037
サンプル　013
サンプルサイズ　013
システマティックレビュー　017
シソーラス用語TH　008

実践報告　007
質的記述研究　016
質的記述的分析　043
質的研究　036
尺度　033
謝辞　064
シャピロ・ウィルク検定　040
修正版グラウンデッド・セオリー・アプローチ　043
従属変数　036
準実験研究　018
順序尺度　039
除外基準　034
侵襲　046
信頼性　033
図（Figur）　048
推敲　083
正規性の検定　040
前後比較研究　019
選択基準　034
総説　007

■た行
対応のあるt検定　041
多重比較法　041
逐語録　043
調査研究　036
緒言　026
著者貢献　064
著者資格（Authorship）　064
テーマ　067
統計学的解析　040
投稿規定　074
投稿論文確認表（投稿論文チェックリスト）　074

■な行
二元配置分散分析　041
ノンパラメトリック検定　040

■は行
ハーバードスタイル　068

はじめに　026
パラメトリック検定　040
バンクーバースタイル　068
半構造化面接法　037
反復測定による分散分析　041
非構造化面接法　037
非実験的記述的研究　018
筆頭著者（First Author）　075
人を対象とする医学系研究の倫理指針　046
批判的吟味　011
表（Table）　048
標本　013
フリードマン検定　041
文化人類学的　042
文献　007
母集団　013

■ま行
前向き（prospective）研究　019
マトリックス　014
マンホイットニーの検定　041
名義尺度　039
メタアナリシス　017
面接法　037
目的　031

■や行
有意確率　040
要約　065

■ら行
ランダム化比較試験　018
ランニングタイトル　067
利益相反　062
リサーチクエスチョン　006, 020
リジェクト（却下）　079
量的記述研究　016
倫理審査　045
倫理的配慮　045

● 著者プロフィール

高島 尚美（たかしま なおみ）

1981年熊本大学医療技術短期大学部看護学科卒業．1981年熊本大学医学部附属病院，1986年虎の門病院分院に勤務．1991年神奈川県立看護教育大学校看護教育科専任教員，1997年埼玉県立大学，2000年筑波大学医療技術短期大学（のちに筑波大学大学院），2005年横浜市立大学医学部看護学科，2009年東京慈恵会医科大学医学部看護学科，2016年より関東学院大学看護学部教授．著書に「系統看護学講座　基礎看護学　臨床看護総論，急性期患者の看護（共著，医学書院）」「系統看護学講座　別巻　臨床外科看護各論，心臓・脈管系疾患患者の看護（共著，医学書院）」「ICU・CCU看護（編著，医学書院）」など多数．

査読者が教える
看護研究論文の採用されるコツ30

2017年1月21日発行　　　　　　　　　第1版第1刷 ©

著　者　　高島尚美（たかしま なおみ）

発行者　　渡辺嘉之

発行所　　株式会社　総合医学社
　　　　　〒101-0061　東京都千代田区三崎町1-1-4
　　　　　電話 03-3219-2920　FAX 03-3219-0410
　　　　　URL：http://www.sogo-igaku.co.jp

Printed in Japan　　　　　　　　　　シナノ印刷株式会社
ISBN978-4-88378-893-4

- 本書に掲載する著作物の複製権，翻訳権，上映権，譲渡権，公衆送信権（送信可能化権を含む）は株式会社総合医学社が保有します．
- JCOPY　<（社）出版者著作権管理機構　委託出版物>
- 本書を無断で複製する行為（コピー，スキャン，デジタルデータ化など）は，「私的使用のための複製」など著作権法上の限られた例外を除き禁じられています．大学，病院，企業などにおいて，業務上使用する目的（診療，研究活動を含む）で上記の行為を行うことは，その使用範囲が内部的であっても，私的利用には該当せず，違法です．また私的使用に該当する場合であっても，代行業者等の第三者に依頼して上記の行為を行うことは違法となります．複写される場合は，そのつど事前に，JCOPY（社）出版者著作権管理機構（電話 03-3513-6969，FAX 03-3513-6979，e-mail：info@jcopy.or.jp）の許諾を得てください．